Borwin Bandelow · Eckart Rüther (Hrsg.)

Therapie mit Neuroleptika

Borwin Bandelow · Eckart Rüther (Hrsg.)

Therapie mit Neuroleptika

Qualitätssicherung
und Arzneimittelsicherheit

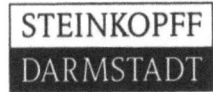 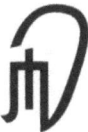

Priv.-Doz. Dr. med. Dipl.-Psych. Borwin Bandelow
Prof. Dr. med. Eckart Rüther
Klinik und Poliklinik für Psychiatrie und Psychotherapie
Georg-August-Universität Göttingen
von-Siebold-Straße 5
D-37075 Göttingen

ISBN-13:978-3-7985-1257-3 e-ISBN-13:978-3-642-93714-9
DOI: 10.1007/978-3-642-93714-9

Die Deutsche Bibliothek - CIP-Einheitsaufnahme
Ein Titeldatensatz für diese Publikation ist bei
Der Deutschen Bibliothek erhältlich

Dieses Werk ist urheberrechtlich geschützt. Die dadurch begründeten Rechte, insbesondere die der Übersetzung, des Nachdrucks, des Vortrags, der Entnahme von Abbildungen und Tabellen, der Funksendung, der Mikroverfilmung oder der Vervielfältigung auf anderen Wegen und der Speicherung in Datenverarbeitungsanlagen, bleiben, auch bei nur auszugsweiser Verwertung, vorbehalten. Eine Vervielfältigung dieses Werkes oder von Teilen dieses Werkes ist auch im Einzelfall nur in den Grenzen der gesetzlichen Bestimmungen des Urheberrechtsgesetzes der Bundesrepublik Deutschland vom 9. September 1965 in der jeweils geltenden Fassung zulässig. Sie ist grundsätzlich vergütungspflichtig. Zuwiderhandlungen unterliegen den Strafbestimmungen des Urheberrechtsgesetzes.

Steinkopff Verlag Darmstadt,
ein Unternehmen der BertelsmannSpringer Science+Business Media GmbH

© Steinkopff Verlag Darmstadt 2000

Die Wiedergabe von Gebrauchsnamen, Handelsnamen, Warenbezeichnungen usw. in diesem Werk berechtigt auch ohne besondere Kennzeichnung nicht zu der Annahme, daß solche Namen im Sinne der Warenzeichen- und Markenschutz-Gesetzgebung als frei zu betrachten wären und daher von jedermann benutzt werden dürften.

Produkthaftung: Für Angaben über Dosierungsanweisungen und Applikationsformen kann vom Verlag keine Gewähr übernommen werden. Derartige Angaben müssen vom jeweiligen Anwender im Einzelfall anhand anderer Literaturstellen auf ihre Richtigkeit überprüft werden.

Verlagsredaktion: Dr. Maria Magdalene Nabbe - Herstellung: Heinz J. Schäfer
Umschlaggestaltung: Erich Kirchner, Heidelberg
Satz: K+V Fotosatz GmbH, Beerfelden

Gedruckt auf säurefreiem Papier

Vorwort

Qualitätssicherung und Arzneimittelsicherheit in der Psychiatrie waren Themen eines Workshops, dessen Beiträge in dem vorliegenden Buch veröffentlicht werden. Im Vordergrund stand die Behandlung schizophrener Patienten. Die Diskussion um Qualitätssicherung in der Praxis, im Krankenhaus und anderen medizinischen Diensten gewinnt in der letzten Zeit zunehmend an Bedeutung. Die Behandlung auf dem neuesten fachlichen Kenntnisstand, die Verwendung optimaler Arzneimittel, die Überwachung der Arzneimittelsicherheit, die wirkungsvolle Information der Patienten und Angehörigen sowie die Strukturierung der sozialen Reintegration sind Themen, die in den letzten Jahren vermehrt diskutiert werden.

Bei der Optimierung der Therapie können ethische Probleme in den Vordergrund treten. Mit zunehmender Qualität und zunehmendem individuellem Anspruch steigen die Kosten zum Teil unproportional. Limitierte Ressourcen führen dazu, dass eine optimale und wirkungsvolle Verteilung der Finanzierung im Gesundheitswesen gewährleistet sein muss. Die Diskrepanz zwischen steigendem Individualanspruch auf eine leistungsfähigere Gesundheitsversorgung einerseits und den begrenzten Ressourcen andererseits führt zu einer Auseinandersetzung über ethische Probleme. Auch bei der Durchführung wissenschaftlicher Untersuchungen, z.B. Doppelblindstudien zum Nachweis der Wirkung eines Neuroleptikums, werden ethische Fragen aufgeworfen. Die Fürsorgepflicht für die in einer Studie behandelten Patienten und das Streben nach wissenschaftlicher Exaktheit müssen sorgfältig gegeneinander abgewogen werden. Allerdings muss auch das Wohl derjenigen Patienten, die nach einer Studie mit dem jeweiligen Medikament behandelt werden, bei der ethischen Bewertung einer Studie im Auge behalten werden.

Die Tagung mit führenden psychiatrischen Experten ergab wertvolle Anregungen für die Verbesserung des Qualitätsmanagements und der Arzneimittelsicherheit in der Psychiatrie. Wir danken der Firma Lundbeck dafür, dass sie dieses fruchtbare Treffen möglich gemacht hat.

Göttingen, im Juni 2000　　　　　　　　　　　　　　　　BORWIN BANDELOW
　　　　　　　　　　　　　　　　　　　　　　　　　　　ECKART RÜTHER

Inhaltsverzeichnis

Vorwort V

Teil I. Strukturen, Abläufe und Maßnahmen zur optimalen Versorgung schizophrener Patienten

Strukturen, Abläufe und Einschränkungen in der optimalen Versorgung
schizophrener Patienten beim niedergelassenen Nervenarzt
U. Dickmann, N. Dickmann 1

Strukturen, Abläufe und Maßnahmen zur optimalen Versorgung
schizophrener Patienten im Psychiatrischen Krankenhaus
M. Schmauss 5

Dokumentation und Arzneimittelsicherheit
R. Steinberg, J. Hinz, B. Koelber 23

Atypische Neuroleptika und bewältigungsorientierte Therapie
in einem integrierten Schizophrenie-Behandlungskonzept
N. Müller, A. Schaub, B. Wolf, A. Kaiser, A. Gartenmaier, M. Riedel,
H.-J. Möller 33

Maßnahmen zur optimalen Versorgung schizophrener Patienten –
Der Beitrag der Krankenhausapotheke zu Qualitätssicherung
und zum Qualitätsmanagement im Psychiatrischen Krankenhaus
H. Reinbold 43

Therapie mit Neuroleptika – Qualitätsmanagement und
Arzneimittelsicherheit aus der Sicht des Klinikapothekers
O. Dietmaier 57

Strukturen, Abläufe und Maßnahmen zur optimalen Versorgung
schizophrener Patienten aus Sicht der Krankenversicherungen
J. Fritze 65

Zur Stellung „Sozialpsychiatrischer Dienste (SPDi)" und Kliniken für
Psychiatrie und Psychotherapie im „Gemeindepsychiatrischen Verbund
(GPV)" am Beispiel Bayreuth/Kulmbach in Oberfranken
M. Wolfersdorf, M. Moos, H. Schulz, U. Vormann, R. Wendland,
M. Zappe, W. Roder 77

Teil II. Arzneimittelsicherheit

Neuroleptika – Qualitätsmanagement und Arzneimittelsicherheit
H. E. Klein 91

**Erhöhte Mortalität bei Schizophrenie und möglicher Einfluss
der antipsychotischen Behandlung**
B. Bandelow, E. Rüther 97

**Schriftliche Patienteninformation. Ein Beitrag zur Patientenaufklärung
und Arzneimittelsicherheit**
M. Linden, H. Gothe, M. Ryser 113

**Qualitätsbewertung und Qualitätssicherung in der Psychiatrie
am Beispiel schizophrener Erkrankung**
W. Gaebel, B. Janssen 123

**Klinische Fragen der Qualitätssicherung
in der Schizophreniebehandlung**
M. Krausz, E. Gottwalz, D. Naber 135

Ökonomie und Arzneimittelsicherheit
G. Laux 145

Autorenverzeichnis

Priv.-Doz. Dr. Dipl.-Psych.
BORWIN BANDELOW
Psychiatrische Klinik der
Universität Göttingen
von-Siebold-Str. 5
37075 Göttingen

Dr. OTTO DIETMAIER
Pharmaziedirektor
Zentrum für Psychiatrie
74189 Weinsberg

Dr. ULRICH DICKMANN
Facharzt für Neurologie und
Psychiatrie
Psychotherapie
Ahlkenweg 143
26131 Oldenburg

Dr. NICOLA DICKMANN
Ahlkenweg 143
26131 Oldenburg

Prof. Dr. JÜRGEN FRITZE
Leitender Arzt des Verbandes der
privaten Krankenversicherung
Bayenthalgürtel 26
50968 Köln

Prof. Dr. WOLFGANG GAEBEL
Psychiatrische Klinik der Heinrich-
Heine-Universität Düsseldorf,
Rheinische Kliniken Düsseldorf
Bergische Landstr. 2
40629 Düsseldorf

ANDREAS GARTENMAIER
Psychiatrische Universitätsklinik
Nussbaumstr. 7
80336 München

Dr. HOLGER GOTHE
Institut für Medizinische Psychologie
und Medizinische Soziologie
Klinikum der RWTH Aachen
Pauwelsstr. 30
52074 Aachen

EVELIN GOTTWALZ
Psychiatrische Klinik d. Universitäts-
Krankenhaus Eppendorf
Martinistr. 52
20246 Hamburg

JULITTA HINZ
Pfalzklinik Landeck
Weinstr. 100
76889 Klingenmünster

Dr. BIRGIT JANSSEN
Psychiatrische Klinik der Heinrich-
Heine-Universität Düsseldorf
Rheinische Kliniken Düsseldorf
Bergische Landstr. 2
40629 Düsseldorf

Dipl.-Psych. ASTRID KAISER
Psychiatrische Universitätsklinik
Nussbaumstr. 7
80336 München

Prof. Dr. HELMFRIED E. KLEIN
Klinik und Poliklinik für
Psychiatrie und Psychotherapie der
Universität Regensburg
Universitätsstr. 84
93053 Regensburg

BERNHARD KOELBER
Pfalzklinik Landeck
Weinstr. 100
76889 Klingenmünster

Prof. Dr. MICHAEL KRAUSZ
Universitätskrankenhaus Eppendorf
Martinistr. 52
20246 Hamburg

Prof. Dr. Dipl.-Psych. GERD LAUX
Bezirkskrankenhaus Gabersee
Gabersee 7
83512 Wasserburg/Inn

Prof. Dr. MICHAEL LINDEN
Forschungsgruppe
Ambulante Therapie
Psychiatrische Klinik und Poliklinik
der Freien Universität Berlin
Eschenallee 3
14050 Berlin

Prof. Dr. HANS-JÜRGEN MÖLLER
Klinik und Poliklinik
für Psychiatrie und Psychotherapie
Nussbaumstr. 7
80336 München

Dr. Dipl.-Psych. MANFRED MOOS
Bezirkskrankenhaus Bayreuth
Fachkrankenhaus für Psychiatrie
und Psychotherapie
Nordring 2
95445 Bayreuth

Priv.-Doz. Dr. Dipl.-Psych.
NORBERT MÜLLER
Klinik und Poliklinik
für Psychiatrie und Psychotherapie
Nussbaumstr. 7
80336 München

Prof. Dr. DIETER NABER
Psychiatrische Klinik d. Universitäts-
Krankenhaus Eppendorf
Martinistr. 52
20246 Hamburg

Dr. MICHAEL RIEDEL
Klinik und Poliklinik
für Psychiatrie und Psychotherapie
Nussbaumstr. 7
80336 München

HARTMUT REINBOLD
Landespharmaziedirektor
Westfälisches Zentrum
für Psychiatrie, Psychotherapie
und Psychosomatik Dortmund
Marsbruchstraße 179
44287 Dortmund

Prof. Dr. ECKART RÜTHER
Klinik und Poliklinik für Psychiatrie
von-Siebold-Str. 5
37075 Göttingen

MARTIN RYSER
Forschungsgruppe
Ambulante Therapie
Psychiatrische Klinik und Poliklinik
der Freien Universität Berlin
Eschenallee 3
14050 Berlin

Dr. Dipl.-Psych. ANNETTE SCHAUB
Klinik und Poliklinik
für Psychiatrie und Psychotherapie
Nussbaumstr. 7
80336 München

Prof. Dr. Max Schmauss
Ärztlicher Direktor
Bezirkskrankenhaus Augsburg
Dr.-Mack-Straße 1
D-86156 Augsburg

Dr. phil. Dipl.-Psych. Heike Schulz
SPDI Bayreuth
95444 Bayreuth

Prof. Dr. Reinhard Steinberg
Pfalzklinik Landeck
Weinstr. 100
76889 Klingenmünster

Dr. Dipl.-Psych. Ute Vormann
SPDI Kulmbach
95326 Kulmbach

Dipl.-Soz. Rudi Wendland
Dr. Loew'sche Einrichtungen
Bayreuth
95445 Bayreuth

Dipl.-Psych. Brigitte Wolf
Klinik und Poliklinik
für Psychiatrie und Psychotherapie
Nussbaumstr. 7
80336 München

Prof. Dr. Manfred Wolfersdorf
Ärztlicher Direktor
Bezirkskrankenhaus Bayreuth
Fachkrankenhaus für Psychiatrie
und Psychotherapie
Nordring 2
95445 Bayreuth

Dr. Michael Zappe
Abt. Forensische Psychiatrie
Bezirkskrankenhaus Bayreuth
Fachkrankenhaus für Psychiatrie
und Psychotherapie
Nordring 2
95445 Bayreuth

Strukturen, Abläufe und Einschränkungen in der optimalen Versorgung schizophrener Patienten beim niedergelassenen Nervenarzt

U. Dickmann, N. Dickmann

Zusammenfassung

Die Autoren beschreiben die Versorgungsstrukturen für schizophrene Patienten in einer nordwestdeutschen Großstadt mit 150 000 Einwohnern aus der Sicht des frei praktizierenden Nervenarztes. Für das Einzugsgebiet dieser Stadt besteht eine relative Überversorgung durch eine sehr große Landesklinik, wobei Psychiatriebetten im städtischen Großklinikum völlig fehlen und auch keine konsiliarische Betreuung der städtischen Kliniken durch die Landesklinik erfolgt. Ebenso wurde eine Überversorgung mit niedergelassenen Nervenärzten und Psychiatern festgestellt. Auch die Anzahl der psychologischen Psychotherapeuten überschreitet den Bedarf weit. Angemessen war die Anzahl der Institutsambulanzen mit Außenstellen im Landkreis und die Zahl der Mitarbeiter im Sozialpsychiatrischen Dienst. Sehr vielfältig ist das Angebot an psychologischen Beratungsstellen und Selbsthilfegruppen sowie Einrichtungen der Rehabilitation, Ergotherapie und beschützten Werkstätten. Hier entstehen mittlerweile ausgeprägte Konkurrenzsituationen und Probleme der Unterstützung durch die Kostenträger. Die Honorare für die einzelne ärztliche Leistung beim niedergelassenen Psychiater sind unangemessen niedrig mit etwa 80 DM Gesamthonorar pro Patient für 3 Monate ambulante Behandlung. Budgets von 54 bis 70 DM für medikamentöse Behandlung monatlich sind für eine psychopharmakologische Behandlung nach neuesten wissenschaftlichen Erkenntnissen nicht ausreichend und führen zu einer Unterbehandlung schizophrener Psychosen und dem Rückgriff auf ältere Therapieschemata, die für die Patienten risikoreicher sind.

Einleitung

Im vielfältig gegliederten Versorgungssystem der Bundesrepublik Deutschland sind im ambulanten Bereich in den letzten 30 Jahren erstaunliche Veränderungen eingetreten.

Die Zahl der Nervenärzte hat sich vervielfacht und die Fachgruppen Psychiatrie, psychotherapeutische Medizin sowie Ärzte mit Zusatzbezeichnung Psychotherapie weisen in zurückliegenden Jahren zweistellige Zuwachsraten auf. Sie sind damit Spitzenreiter unter den Neuzulassungen der kassenärztlichen Vereinigungen. Parallel entstanden Institutsambulanzen an den Landeskliniken und Fachabteilungen sowie ein weit gefächertes Netz psychosozialer Betreuungs- und Beratungsstellen sowie Einrichtungen der Rehabilitation und des sozialpsychiatrischen Dienstes. Eine abgestimmte Koordination fand nicht statt und mittlerweile ist eine echte Konkurrenzsituation eingetreten, mit Vor- und Nachteilen für Leistungsanbieter und Patienten. Am Beispiel einer nordwestdeutschen Großstadt mit ländlichem Einzugsgebiet wird diese Entwicklung näher betrachtet.

Material und Methoden

Oldenburg in Niedersachsen liegt 50 km von Bremen entfernt und ist mit 150 000 Einwohnern und einem Einzugsgebiet von etwa weiteren 20 000 Menschen Oberzentrum für den Bereich zwischen Nordseeküste und nördliches Emsland, wobei es psychiatrische Fachabteilungen, bzw. Fachkliniken in den Städten Emden, Norden, Wilhelmshaven, Rastede, Quakenbrück, Neuenkirchen und Ganderkesee gibt sowie Einweisungen in Bremer Kliniken erfolgen. Die Zahl der Klinikbetten wurde bei den Verwaltungen erfragt, die Zahl niedergelassener Kollegen aus dem Ärzteverzeichnis der kassenärztlichen Vereinigung entnommen. Medikamentenbudgets und Arzthonorare stammen aus den eigenen Abrechnungsbescheiden des Quartals I/99 der Bezirksstelle Oldenburg.

Ergebnisse

An Psychiatriebetten verfügt die Landesklinik über 450 Akutbetten. Hinzu kommen Wohnheimplätze in der Stadt und im Landkreis, die ärztlich durch das LKH betreut werden. Eine Suchtfachklinik führt in der Stadt für Rentenversicherungsträger stationäre Entwöhnungen durch. Eine Fachklinik für Psychotherapie bietet in einer Nachbargemeinde Betten für 120 Patienten. Das städtische Klinikum mit 600 Akutbetten und 200 Betten für internistische und neurologische Frührehabilitation besitzt keine psychiatrische Fachabteilung und wird auch nicht durch die Landesklinik mitbetreut. 24 Nervenärzte, Psychiater, Neurologen und Ärzte für psychotherapeutische Medizin sind in Oldenburg niedergelassen. Die Zahl der psychologischen Psychotherapeuten steig seit April sprunghaft an und liegt derzeit bei 70. Die vollermächtigte Institutsambulanz des LKH unterhält Außenstellen in Nachbargemeinden. Der sozialpsychiatrische Dienst ist im Gesundheitsamt angesiedelt und wird von einer Fachkollegin geleitet. Psychologische Beratungsstellen unterhalten die Universität, die Kirchen sowie eine Koordinationsstelle für Selbsthilfegruppen. Ein Krisentelefon wird durch den Fachbereich Psychologie der Universität angeboten und betreut. Der Einrichtungsverbund betreuter Wohn- und Arbeitsangebote umfasst 5 Institutionen verschiedener Träger.

Für ärztliche Dienstleistungen erhielt der niedergelassene Psychiater im Quartal I/99 ein Budget von 85 DM zugebilligt, die Institutsambulanz in Bremen 344 DM und der psychologische Psychotherapeut 98 DM pro Stunde. Das Budget für eine medikamentöse Behandlung, welches die Krankenkassen in Niedersachsen pro Monat in 1999 zur Verfügung gestellt haben, liegt unter 60 DM pro Patient und wurde von der Fachgruppe der Nervenärzte um etwa 70% überschritten. Bei dieser Überschreitung würde die Kollektivhaftung der Ärzte in 1999 sicher greifen.

Es besteht eine leichte Überversorgung der Stadt durch die Bettenzahl der Landesklinik bei gleichzeitig fehlendem Angebot im städtischen Großklinikum, bzw. fehlender enger personeller Vernetzung beider Krankenhäuser. Auch die Zahl der niedergelassenen Ärzte ist zu hoch, ebenso die Anzahl der psychologischen Psychotherapeuten. Kritisch bewertet wird die Vielzahl der ergänzenden Beratungsstellen, Dienste und Rehabilitationseinrichtungen bei fehlender Koordination und mittlerweile eingetretener Konkurrenzsituation.

Die Honorierung der einzelnen ärztlichen Leistung ist zu gering und die gültigen Budgets und Bewertungsmaßstäbe behindern eine angemessene Betreuung schizophrener Patienten, weil z.B. häufige Hausbesuche vom Arzt praktisch zum Nulltarif durchgeführt werden müssten.

Die Budgets für Medikamente sind mit unter 60 DM pro Monat deutlich zu gering bemessen, um eine moderne psychopharmakologische Behandlung bei Schizophrenie zu sichern. Auch unter Androhung eines Kollektivregresses überschreitet die Fachgruppe diesen Betrag bereits um 70% und entspricht dennoch in ihrem Verordnungsverhalten nicht einem internationalen Standard. Zu häufig wird auf alte, preiswerte Therapieschemata zurückgegriffen.

Wünschenswert wäre eine Einstufung der atypischen Neuroleptika als abzugsfähig vom Gesamtbudget vor Wirtschaftlichkeitsprüfung, wie dies für bestimmte Antiepileptika, Parkinsonmedikation und Interferone möglich ist.

Eine Einbindung niedergelassener Psychiater in klinische Studien könnte eine Maßnahme zur Förderung der Qualität in der Behandlung schizophrener Patienten sein, weil dadurch der Umgang mit modernen Schätzskalen und GCP-Richtlinien geübt wird. Prüfarzttreffen, Ratertraining und Anwesenheit bei Präsentation von Ergebnissen auf internationalen Kongressen fördern das Verständnis für eine biologische Psychiatrie und den engen Austausch mit der regional zuständigen Klinik.

Diskussion

Die Struktur der psychiatrischen Versorgung schizophrener Patienten in einer Großstadt mit ländlichem Umland hat bereits einen sehr hohen Stand im Hinblick auf die Anzahl der Klinikbetten, der niedergelassenen Nervenärzte und der psychologischen Psychotherapeuten erreicht. Hier ist eine gewisse Überversorgung eingetreten und die Hälfte der niedergelassenen Kollegen wäre ausreichend. Bei der Bettenzahl ist die Konzentrierung auf eine Landesklinik eventuell mit Spezialstation für schizophrene Patienten günstig. Das Fehlen einer psychiatrischen Abteilung im am anderen Ende der Stadt liegenden Großklinikum für nicht-schizophrene Patienten ist aber kaum akzeptabel. Die Vielzahl ergänzender Dienste und Rehabilitationseinrichtungen ruft nach Koordination und Vernetzung, denn sonst bringt eine starke Konkurrenzsituation eventuell Nachteile für die Patienten, Kostenträger und Leistungsanbieter. Verglichen mit der Situation in England und den USA ist die derzeitige Versorgungssituation der schizophrenen Patienten in Oldenburg als gut einzuschätzen, wobei einer sehr guten Versorgung im stationären, sozialtherapeutischen und rehabilitativen Bereich eine nur noch ausreichende Betreuung in den Praxen der Nervenärzte gegenübersteht, weil in Zeiten des knappen Geldes die Vorschrift der „ausreichenden Behandlung" aus dem Sozialgesetzbuch über zu knappe Budgets stramm durchexerziert wird.

Zusammenfassung der Diskussion

Es wurde von den Diskussionsteilnehmern beklagt, dass die routinemäßige Verordnung atypischer Neuroleptika, die zweifelsohne durch eine Verminderung extrapyramidaler Nebenwirkungen zu einer Verbesserung der Lebensqualität der schizophrenen Patienten geführt habe, durch die derzeitigen Medikamentenbudgets der niedergelassenen Fachärzte fast unmöglich gemacht wird. Wenn sich durch die bessere Medikamentencompliance unter atypischen Neuroleptika nur wenige Krankenhaustage vermeiden ließen, würden sich für die Kostenträger durch die Herausnahme der atypischen Substanzen aus dem Budget die Kosten sogar senken lassen. Auch die Honorierung mehrfacher ärztlicher Kontakte muss überdacht werden. Wenn es für einen niedergelassenen Arzt unökonomisch ist, den Patienten mehr als einmal im Quartal zu sehen, so kann sich das insofern auswirken, dass mehr Patienten stationär aufgenommen werden müssen und somit sehr hohe Kosten entstehen. Es wurde vorgeschlagen, auf die Kostenträger einzuwirken, sodass nicht jeder „Budgettopf" für sich selbst betrachtet wird, sondern dass „topfübergreifende" Maßnahmen überdacht werden.

Strukturen, Abläufe und Maßnahmen zur optimalen Versorgung schizophrener Patienten im Psychiatrischen Krankenhaus

M. Schmauss

■ Zusammenfassung

Alle Behandlungsschritte in der Versorgung schizophren Kranker sind – wie auch sonst in der psychiatrischen Therapie – in einen Gesamtbehandlungsplan zu integrieren sowie individuell und phasenspezifisch abzustimmen. Im Verlauf der Schizophrenie können verschiedene Krankheitsphasen und Verlaufsstadien mit unterschiedlichen therapeutischen Schwerpunkten unterschieden werden. Im psychiatrischen Krankenhaus werden primär Patienten in der akuten Phase sowie in der postakuten Stabilisierungsphase einer Schizophrenie behandelt. Die Behandlung der Schizophrenie im stationären Bereich benötigt eine differenzierte Diagnostik und besteht aus einer Reihe von Komponenten, die sich gegenseitig bedingen und unterstützen, um die therapeutischen Schwerpunkte der akuten und postakuten Behandlungsphase sicherzustellen.

Eine qualifizierte und differenzierte Neuroleptikatherapie ist eine wesentliche Grundlage einer Schizophreniebehandlung, aber sowohl für eine erfolgreiche Akuttherapie als auch eine Rezidivprophylaxe alleine nicht ausreichend. So sollten ergänzende Behandlungen unter Einsatz von Psychoedukation, Familien- und Angehörigentherapie, kognitivem Training, sozialem Kompetenztraining, Psychotherapie und körperorientierter Therapie eingesetzt werden, um die Prognose der Erkrankung zu verbessern. Eine Schizophrenietherapie unter stationären Behandlungsbedingungen muss integrativ wirken, was allein aus den hohen Non-Compliance-Raten der bisherigen Behandlungsregimes deutlich wird. Aus dem komplexen Bedingungsgefüge der therapeutischen Leistungen können sich jedoch auch häufig Probleme bei der Umsetzung des Gesamtbehandlungsplans, also der Teamintegration unter therapeutischen Gesichtspunkten, ergeben. Die vielfachen, nur multiprofessionell zu lösenden Ansätze in der Therapie Schizophrener in der Klinik werden sich für den einzelnen Patienten nur dann als sinnvoll und Erfolg versprechend erweisen, wenn sie gebündelt unter der Koordination eines Arztes eingesetzt werden, der die Besonderheiten dieser komplexen Erkrankung gut kennt und mit ihnen umzugehen weiß. Darüber hinaus ist bereits während der stationären Behandlung zu bedenken, dass die sachgerechte Nachbehandlung der Schizophrenie mit ihrem langfristigen Verlauf in der mehrdimensionalen psychiatrischen Behandlungskette erfolgen muss. So sollten bereits während des stationären Aufenthalts Kontakte zu den entsprechenden Einrichtungen in der Behandlungskette aufgenommen werden, um einen nahtlosen Übergang in die anschließende Behandlung zu gewährleisten und damit den langfristigen Behandlungserfolg zu sichern.

Einleitung

Mit einer Lebenszeitprävalenz von 0,5–1% [28] stellt die Schizophrenie immer noch eine Herausforderung für jedes Gesundheitssystem dar. Die Erstmanifestation einer Schizophrenie ereignet sich meist im frühen Erwachsenenalter und stellt einen gravierenden Einschnitt in der persönlichen, beruflichen und sozialen Entwicklung eines Betroffenen dar.

Schizophrene Erkrankungen bedeuten einen für den Gesunden kaum nachvollziehbaren Einbruch in der Integrität der Person mit massiven Auswirkungen auf die Lebensqualität, Erlebnisfähigkeit und Leistungsfähigkeit. Viele schizophren Erkrankte erleben wiederholt akute Krankheitsepisoden, die u. a. häufig zu einem groben Bruch in der Kontinuität sozialer Beziehungen führen. Bei 20% der Erkrankten bleiben kontinuierliche, auch von Außenstehenden erkennbare, häufig als stigmatisierend erlebte Residualsyndrome vorhanden. Die Reintegration der Betroffenen in die Gesellschaft wird darüber hinaus häufig durch kognitive Dysfunktionen, depressive Syndrome und ein hohes Suizidrisiko erschwert [1].

Die Weltgesundheitsorganisation stuft die Schizophrenie weltweit als eine der teuersten Krankheiten überhaupt und als die teuerste psychische Erkrankung ein – und dies auf grund ihrer Häufigkeit, Chronizität und der Beeinträchtigung der Fähigkeit zum selbstständigen Leben. In Deutschland ist von 300 000–350 000 schizophren Erkrankten auszugehen.

Die wenigen für Deutschland verfügbaren Daten legen nahe, dass die jährlichen direkten Behandlungskosten bei ca. 28 000 DM und die indirekten Behandlungskosten bei 43 000 DM pro Erkranktem liegen. Das Statistische Bundesamt weist für 1996 n = 119 216 stationären Aufnahmen wegen einer Schizophrenie mit einer mittleren Verweildauer von 77,2 Tagen aus; d.h., dass zwar nur 0,8% aller Krankenhausaufnahmen, aber 5% der gesamten Bettenbelegung unserer Krankenhäuser durch schizophrene Erkrankungen verursacht werden. Unter diesen Prämissen erscheint es sinnvoll, Strukturen, Abläufe und Maßnahmen zur optimalen Versorgung schizophrener Patienten immer wieder zu diskutieren und zu überdenken. Im Folgenden soll dies für ein psychiatrischen Versorgungskrankenhauses geschehen.

Allgemeine Behandlungsprinzipien

Behandlungsziel der Schizophrenie ist der von Krankheitssymptomen weitgehend freie, zur selbstständigen Lebensführung fähige, therapeutische Maßnahmen in Kenntnis von Nutzen und Risiko abwägende Patient. Diese

Zielsetzung erfordert eine am gesicherten Kenntnisstand orientierte, möglichst wenig restriktive Therapie im Rahmen einer empathisch-humanen operativen und rationalen Therapeut-Patienten-Beziehung. Sie findet ihre Grenze dort, wo Krankheitseinsicht dauerhaft beeinträchtigt ist und Fehlhandlungen drohen oder die Gesundheit erheblich gefährdet ist und der Patient auf Grundlage der bestehenden Rechtsvorschriften gegen seinen Willen behandelt werden muss.

Alle Behandlungsschritte sind – wie auch sonst in der psychiatrischen Therapie – in einem Gesamtbehandlungsplan zu integrieren sowie individuell und phasenspezifisch abzustimmen [1, 12, 45]. In der Klinik übernimmt der Psychiater u.a. die Rolle eines Casemanagers, der die Durchführung des Gesamtbehandlungsplanes koordiniert. Gemeinsam ist allen Interventionen, dass sie nach Beendigung der Anwendung ihre Wirksamkeit verlieren. Es muss daher von einer langfristig – prinzipiell lebenslangen – Behandlung ausgegangen werden, die entweder kontinuierlich (Pharmakotherapie) oder in Form von wiederholter Therapie (psychosoziale Interventionen) durchgeführt wird.

Im Verlauf der Schizophrenie können verschiedene Krankheitsphasen und Verlaufstadien mit unterschiedlichen therapeutischen Schwerpunkten unterschieden werden (Behandlungsleitlinie Schizophrenie der DGPPN [12]).

1. Akute Phase (Dauer: Wochen bis Monate) mit psychotischer Erstmanifestation oder Reexazerbation mit u.a. Selbst- oder Fremdgefährdung.
   Therapeutische Schwerpunkte sind die folgenden:
   Aufklärung über Krankheits- und Behandlungskonzepte,
   Kooperation der Angehörigen,
   Verhütung von Selbst- oder Fremdgefährdung,
   Remission oder Suppression von Positivsymptomatik,
   Vorbereitung der postakuten Stabilisierungsphase.

2. Die postakute Stabilisierungsphase (Dauer: ca. 3–6 Monate) ist durch die Rückbildung der Positivsymptomatik aber oft noch persistierende Negativsymptomatik, kognitive Defizite und erhöhte Rezidivneigung gekennzeichnet.
   Therapeutische Schwerpunkte sind die folgenden:
   Festigung der therapeutischen Beziehung, Remissionsstabilisierung,
   Behebung kognitiver und sozialer Defizite,
   Wahnkorrektur und Förderung von Krankheitseinsicht und -verständnis,
   intensivierte Aufklärung über Krankheits- und Behandlungskonzepte,
   verstärkte Einbeziehung der Angehörigen in Aufklärung und Behandlung,
   Sicherung der Behandlungscompliance,
   Früherkennung drohender Rückfälle,
   Entwicklung individueller Copingstrategien,

Harmonisierung von familiären Konflikten,
Stabilisierung und Erweiterung sozialer Kontakte,
Vorbereitung oder Weiterführung von rehabilitativen Maßnahmen,
Behandlung der Negativsymptomatik.

3. Die stabile (partielle) Remissionsphase mit weitgehend abgeklungener oder stabiler residualer positiver oder negativer Symptomatik sowie mehr oder weniger gelungener sozialer Reintegration.
Therapeutische Schwerpunkte sind die folgenden:
Aufrechterhaltung der therapeutischen Beziehung,
Symptomsuppression,
Rezidivprophylaxe, -früherkennung, -frühintervention,
Soziale (Re-) Integration,
Suizidprophylaxe,
Sicherung von Therapieerfolgen,
Verbesserung der Lebensqualität.

In psychiatrischen Krankenhäusern stellen schizophren Kranke nach wie vor eine der größten Gruppen (ca. 30%) der stationären Aufnahmen dar. Darüber hinaus ist die Verweildauer schizophren Kranker mit ca. 70 Tage nahezu doppelt so hoch wie die durchschnittliche Verweildauer aller psychisch Kranker in psychiatrischen Kliniken. Somit stellt die Behandlung schizophrener Erkrankungen nach wie vor sowohl in psychiatrischen Kliniken selbst, aber auch im Übergang zu niedergelassenen Ärzten, Institutsambulanzen und zum komplementär-rehabilitativen Bereich eine enorme Herausforderung dar, wobei insbesondere das Problem der Koordinierung der entsprechenden Angebote und der Kooperation der beteiligten Institutionen seit Beginn der Psychiatriereformen noch nicht zufrieden stellend gelöst scheint [55, 56].

Während der stationären Behandlung eines schizophren Erkrankten stehen vor allem die therapeutischen Schwerpunkte der akuten und der postakuten Phase im Vordergrund der Bemühungen. Therapeutische Schwerpunkte der stabilen (partiellen) Remissionsphase stehen meist im Mittelpunkt ambulanter oder komplementär-rehabilitativer Versorgung sowie beruflicher Rehabilitation.

Die Behandlung der Schizophrenie im stationären Bereich benötigt eine differenzierte Diagnostik und besteht aus einer Reihe von Komponenten, die sich gegenseitig bedingen und unterstützen, um die therapeutischen Schwerpunkte der akuten und postakuten Behandlungsphase sicherzustellen. Eine qualifizierte und differenzierte Neuroleptikatherapie ist eine wesentliche Grundlage einer Schizophreniebehandlung, aber sowohl für eine erfolgreiche Akuttherapie als auch eine Rezidivprophylaxe alleine nicht ausreichend [52]. Es ist davon auszugehen, dass ergänzende Behandlungen unter Einsatz von Psychoedukation, Familien- und Angehörigentherapie, kognitivem Training, sozialem Kompetenztraining, Psychotherapie und körperorientierter Therapie als empirisch günstig anzusehen sind und die Prognose der Erkrankung entscheidend verbessern können [16, 40, 53].

Eine Schizophrenietherapie unter stationären Behandlungsbedingungen muss integrativ wirken, was allein aus der hohen Non-Compliancerate von über 50% der bisherigen Behandlungsregimes deutlich wird. Bis zu 50% der Patientinnen und Patienten beenden ihre Neuroleptikamedikation mit der Entlassung aus der stationären Behandlung. Diese Tatsache ist zum einen aus der hohen Nebenwirkungsrate klassischer Neuroleptika abzuleiten. Sie ist aber auch eng mit einer unbefriedigenden Aufklärung und Psychoedukation der Patienten verbunden. Darüber hinaus ist bereits während der stationären Behandlung zu bedenken, dass die sachgerechte Nachbehandlung der Schizophrenie mit ihrem langfristigen Verlauf in der mehrdimensionalen psychiatrischen Behandlungskette (Tagesklinik, niedergelassene Nervenärzte, Institutsambulanz, Reheinrichtungen, Tagesstätten, betreutes Wohnen, berufliche Reintegration) erfolgen muss. So sollten bereits während des stationären Aufenthaltes Kontakte zu den entsprechenden Einrichtungen in der Behandlungskette aufgenommen werden, um einen nahtlosen Übergang in die anschließende Behandlung zu gewährleisten und damit den langfristigen Behandlungserfolg zu sichern. Ein zentrales Problem in der Informationsübermittlung in der mehrdimensionalen psychiatrischen Behandlungskette stellt der Arztbrief dar, der den niedergelassenen Facharztkollegen bzw. die Kollegen in der Institutsambulanz über die wichtigsten diagnostischen und therapeutischen Aspekte der stationären Behandlung kompakt und zeitnah informieren sollte. Meist werden jedoch – zu umfangreiche – Arztbriefe mit einer – zu großen zeitlichen Latenz – von der Klinik an die niedergelassenen Kollegen versandt. Am Bezirkskrankenhaus Augsburg wurde deshalb von einer Arbeitsgruppe ein Kurzarztbrief entwickelt, der sozusagen „operationalisiert" die wichtigsten diagnostischen und therapeutischen Aspekte des Aufenthaltes zusammenfasst (Abb. 1) und am Entlassungstag dem weiterbehandelnden Kollegen zugeleitet wird. Um dem weiterbehandelnden Kollegen Rückfragen zu erleichtern, ist nach unserer bisherigen Erfahrung neben der – meist unleserlichen – Unterschrift des entsprechenden Stationsarztes auch dessen Namensstempel und der Stationsstempel mit den relevanten Telefonnummern erforderlich.

Im Folgenden einige allgemeine Anmerkungen zu wesentlichen Behandlungskomponenten in der stationären Behandlung schizophren Erkrankter:

1. Differenzierte Diagnostik:
   Mit der Einführung von ICD-10 haben sich die Möglichkeiten einer qualifizierten deskriptiven Psychopathologie sowie einer operationalen Diagnostik im psychiatrischen Krankenhaus deutlich gebessert. Eine differentielle Behandlung erfordert auch eine differenzierte Diagnostik am Beginn der Behandlung sowie im weiteren Verlauf [14, 48]. So hat z.B. die Komorbidität mit anderen psychiatrischen Störungen wie dem Konsum psychotroper Substanzen oder affektiver Störungen eine erhebliche Auswirkung auf das Therapieregime mit Neuroleptika sowie das Behandlungssetting insgesamt [52]. Die ab 01.01.2000 im stationären und ambulanten Bereich gesetzlich vorgeschriebene ICD-10-Diag-

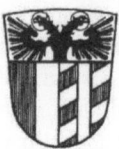

Bezirkskrankenhaus Augsburg

Fachklinik für Psychiatrie und Psychotherapie
Ärztlicher Direktor: Prof. Dr. M. Schmauß

Bezirkskrankenhaus, Dr.-Mack-Str.1, 86 156 Augsburg

86156 Augsburg; Dr.-Mack-Str. 1
Tel: 0821 – 4803 – 0; Fax: 0821 – 4803 - 133

Nachrichtlich:

Patientenname, Vorname		Geb.-Datum	
Aufn.-Datum	Entl.-Datum	ICD-10	

Sehr geehrte Frau Kollegin, sehr geehrter Herr Kollege,

wir berichten über oben genannte/n gemeinsame/n Patientin/Patienten.

Diagnosen:

Bitte beachten:
♦ Behandlung mit atypischen Neuroleptika
wegen ❏ Unverträglichkeit klassischer NL, zB. ausgeprägte EPMS
❏ Wirkungslosigkeit klassischer NL
Therapiebeginn mit Clozapin:
Clozapinserumspiegel: vom:

Medikamentöse Therapie bei Entlassung:

♦ Behandlung mit Phasenprophylaktika
Medikament:
Serumspiegel: vom:

♦ Labor:
Leukozytenzahl: vom:

Besonderheiten (z.B. CCT, EEG, EKG):

♦ Betreuung:
❏ angeregt, Betreuer noch nicht bestellt
❏ Betreuer:
seit:

♦ Soziale Unterstützung ❏ notwendig
Erfolgt durch:

Für Rückfragen stehen wir Ihnen gerne zur Verfügung! Mit freundlichen Grüßen

| Datum | Unterschrift | Stationsstempel | Namensstempel |

Ein ausführlicher Befundbericht folgt.

Abb. 1. Kurzarztbrief des Bezirkskrankenhauses Augsburg

nostik ist unter dem Aspekt der Qualitätssicherung somit absolut zu begrüßen.

2. Basisdokumentation:
Im Zuge ihres Engagements zur Schaffung einer fachlich fundierten Qualitätssicherung in der stationären Psychiatrie und Psychotherapie hat die DGPPN der Basisdokumentation von Anfang an eine hohe Priorität zuerkannt [17–19, 22] und eine Arbeitsgruppe gegründet, die den seit 1982 gültigen BADO-Minimalkatalog [13] für Zwecke der Qualitätssicherung weiterentwickelt hat. Die neue psychiatrische Basisdokumentation [7, 8] wird von der DGPPN allen stationären und teilstationären psychiatrischen Einrichtungen in Deutschland zur Einführung empfohlen. Die Bundesarbeitsgemeinschaft der Träger psychiatrischer Krankenhäuser hat ihrerseits den Krankenhausträgern empfohlen, die neue BADO einzuführen.

Tabelle 1 gibt einen Überblick über die wichtigsten Qualitätsaspekte der stationären psychiatrischen Versorgung, zu denen die BADO Informationen liefern kann.

Mit der BADO lassen sich problemlos die Versorgungsfunktion für das Einzugsgebiet, überregionale Versorgungsleistungen, diagnostische und therapeutische Prozesse, Behandlungsergebnisse und Problemgruppenidentifikation als Routinemonitoring von behandelten schizophrenen Patienten untersuchen und eventuell mit zusätzlichen Erhebungsinstrumenten besonders intensiv analysieren. So erscheint es für die Analyse der Strukturen einer psychiatrischen Klinik z. B. wichtig und aufschlussreich, wie viele schizophrene Erstaufnahmen oder wie viel chronisch schizophrene Patienten pro 100 000 Einwohner im Berichtsjahr einer Klinik behandelt wurden.

3. Psychiatrie-Personalverordnung:
Gut ausgebildete Mitarbeiter in ausreichend großer Zahl sind unabdingbare Voraussetzung für eine optimale Therapie schizophrener Patienten im psychiatrischen Krankenhaus. Voraussetzung dafür ist eine möglichst 100%ge Erfüllung der in der Personalverordnung Psychiatrie ermittelten Personalanhaltszahlen. Die Personalverordnung Psychiatrie [43] hat für die Krankenhauspsychiatrie in Deutschland einen der we-

Tabelle 1. Qualitätsscreening mit der BADO (aus [8])

Versorgungsfunktion für Einzugsgebiet
Überregionale Versorgungsleistungen
Diagnostische und therapeutische Prozesse
Behandlungsergebnisse
Problemgruppenidentifikation:
– jeweils als Routinemonitoring
– oder für Tracerdiagnosen
– oder spezielle Stichprobenanalysen

sentlichsten Fortschritte der letzten Jahrzehnte bedeutet. Mit der Psychiatrie-Personalverordnung sind konkrete Anforderungen sowohl an die Leistungsträger als auch an die Leistungserbringen zur Qualitätssicherung und -verbesserung in der psychiatrischen Versorgung verbunden. Neben dem Personalbestand für einzelne Stationen bzw. Kliniken werden durch die Psychiatrie-Personalverordnung auch die zur Behandlung z. B. schizophrener Patienten notwendigen therapeutischen Leistungen sowie die dafür erforderlichen Rahmenbedingungen in der Klinik festgelegt [41, 42]. Die PV-Psych. ermöglicht zudem die Integration wichtiger sozialpsychiatrischer Behandlungskonzepte und Erfahrungen in die stationäre Therapie. Dies ist u. a. bei der Therapie schizophrener Patienten von entscheidendem Vorteil. Bei der Ermittlung des personellen Bedarfs werden schizophrene Patienten in die Gruppe Allgemeinpsychiatrie (A) eingeteilt, die jeweils in Akutbehandlung (1), Intensivbehandlung (2), Rehabilitation und Langzeitbehandlung (3+4), Psychotherapie (5) und teilstationäre Behandlung (6) unterteilt werden. Somit ergeben sich für schizophrene Patienten insgesamt also 6 mögliche Gruppierungen.

4. Neuroleptikatherapie:
Eine qualifizierte und differenzierte Neuroleptikatherapie ist eine der wesentlichsten Grundlage der Schizophreniebehandlung [58]. Der differenzierte Einsatz der Neuroleptika setzt eine genaue Kenntnis der pharmakologischen und pharmakokinetischen Grundlagen sowie der möglichen unerwünschten Arzneimittelwirkungen und Medikamentenwechselwirkungen voraus [50, 52]. Es erscheint deshalb dringend notwendig, im Rahmen des zur Facharztweiterbildung geforderten Weiterbildungsinhalts „Psychopharmakologie" in den Weiterbildungscurricula der Kliniken detailliert und differenziert auf diese Fragestellungen einzugehen [44]. Die Notwendigkeit einer differenzierten Weiterbildung als Mittel der Qualitätssicherung am psychiatrischen Krankenhaus wird u. a. von Klieser et al. [38] eindrücklich betont.

Eine weitere Möglichkeit, die ärztlichen Mitarbeiter auf dem Gebiet der Psychopharmakologie weiterzubilden, besteht z. B. für bayerische psychiatrische Kliniken in der Teilnahme an der „Arzneimittelüberwachung in der Psychiatrie Bayerns".

Die Arzneimittelüberwachung der Psychiatrie (AMÜP) wurde 1979 zunächst als ein vom Bundesgesundheitsministerium gefördertes Projekt unter Leitung der Psychiatrischen Klinik München ins Leben gerufen [25]. Nach Abschluss der Projektphase wurde Anfang der 90er-Jahre in Bayern die Arzneimittelüberwachung in der Psychiatrie als Verbund der bayerischen Bezirkskrankenhäuser (Fachkliniken für Psychiatrie) weitergeführt. Derzeit sind 14 bayerische Kliniken an AMÜP beteiligt. Parallel dazu wurde deutschlandweit von der Psychiatrischen Klinik der Universitäten München und Göttingen aus das System Arzneimittelsicherheit in der Psychiatrie (AMSP) weiterentwickelt.

Die Arzneimittelüberwachung in der Psychiatrie Bayerns (AMÜP Bayern) beschäftigt sich mit den folgenden Aufgaben [26]:
Erfassung von schwer wiegenden unerwünschten Arzneimittelwirkungen und Arzneimittelinteraktionen,
Nutzen-/Risikobewertung neuer Wirkstoffe und Handelspräparate unter den Gesichtspunkten der Anwendung in der Praxis,
Erfassung weiterer Arzneimittelrisiken wie Entwicklung von Abhängigkeit und Sucht oder Begünstigung von Suizidversuchen,
Bekanntmachung Prävention und Früherkennung von Arzneimittelrisiken und Arzneimittelinteraktionen.
Darüber hinaus wird jährlich an den beteiligten 14 bayerischen Kliniken an 2 bestimmten Stichtagen (parallel mit der Psych-PV-Erhebung) für jeden Patienten die Diagnose, das Geschlecht, Geburtsjahr und Art der Dosis der eingesetzten Medikamente bzw. Wirkstoffe dokumentiert. Aus diesen Daten ergeben sich für Psychopharmaka später Hinweise über das Verordnungsverhalten an den bayerischen Fachkrankenhäusern für Psychiatrie [47]. Außerdem soll versucht werden aus diesen Stichtagserhebungen eine Basis für die Ermittlung der Häufigkeit des Auftretens unerwünschter Arzneimittelwirkungen zu erhalten. Die Stichtagserhebung soll also die in einem Spontanerfassungssystem nicht zu ermittelnde 100%-Basis für die Anwendung eines bestimmten Wirkstoffes in den angeschlossenen Krankenhäusern darstellen [26].

Das AMÜP Bayern ist insgesamt ein im psychiatrischen Klinikalltag sehr effizient arbeitendes System zur Qualitätssicherung in der Arzneimitteltherapie. Durch die kontinuierliche Auseinandersetzung mit Nutzen und Risiken der eingesetzten Psychopharmaka wird bei allen ärztlichen Mitarbeitern das Bewusstsein für die mit jeder Substanz verbundenen Risiken geschärft. Unerwünschte Arzneimittelwirkungen können somit frühzeitig erkannt bzw. minimiert werden.

5. Psychoedukation:
Ziel der Psychoedukation ist es, Patienten ebenso wie Angehörigen dabei zu helfen, gleichberechtigt im Therapieprozess mitzuentscheiden und mitzuwirken [3, 34]. Dementsprechend erstreckt sich Psychoedukation auf verschiedene Themenbereiche wie Medikamentenmanagement, Krisenmanagement, Früherkennung oder soziale Problembewältigung. Inhaltlich ist allen psychoedukativen Verfahren die Information („teaching") als zentraler Bestandteil gemeinsam. Von professioneller Seite werden Wissensinhalte über alle Aspekte der schizophrenen Erkrankung und deren Behandlung vermittelt. Psychoedukative Programme sind ein wichtiger Teil der stationären Schizophreniebehandlung und dienen primär der Rezidivprophylaxe der Erkrankung [23, 24, 32, 33].

Lernt ein Patient im Rahmen der Psychoedukation rechtzeitig Wirkungen und Nebenwirkungen der Neuroleptika einzuschätzen und auch die Folgen plötzlichen Absetzens zu bewerten, ist die Basis einer Kooperation gerade nach der stationären Krisenintervention deutlich besser [31]. Dies

Tabelle 2. Teilziele des psychoedukativen Medikamententrainings (aus [34])

Ausreichendes Wissen über die schizophrene Erkrankung vermitteln
Den Kenntnisstand über die Neuroleptika allgemein und im Speziellen erweitern
Individuelle Früherkennungszeichen neuer Krankheitsmanifestationen erkennen helfen
Krisenbewältigung und adäquaten Umgang mit speziellen (z. B. medikamentös bedingten) Problemen verbessern
Die Angehörigen bzw. Bezugspersonen in das Krisenmanagement einbeziehen
Den Austausch zwischen Patient und jeweils behandelnder Instanz optimieren
Die Neuroleptikadosis in bestimmten Grenzen individuell anpassen

---

beginnt bei der rechtzeitigen Übergabe auch der Medikamenteneinnahme und Kontrolle während des stationären Aufenthalts in die Hände der Betroffenen. Die Teilziele des psychoedukativen Medikamententrainings sind in Tabelle 2 dargestellt.

Auch die Früherkennung von Vorzeichen einer psychotischen Dekompensation und die Ausarbeitung von Krisenplänen helfen durch frühzeitige Intervention längere Krankenhausaufenthalte zu vermeiden und verbessern Verlauf und Prognose schizophrener Erkrankungen eindeutig. Die einzelnen psychoedukativen Therapieansätze unterscheiden sich hinsichtlich ihrer Anwendung im Detail deutlich, haben als gemeinsames Ziel primär jedoch die Verbesserung der Rückfallprophylaxe schizophrener Psychosen und als gemeinsamen Kernbestandteil die Vermittlung von Informationen über Erkrankung und Behandlungsmöglichkeiten.

6. Familien- und Angehörigenarbeit:
Die Familien- und Angehörigenarbeit stellt einen wichtigen Pfeiler in der akuten Phase und postakuten Stabilisierungsphase der Behandlung schizophrener Erkrankungen dar und kann beträchtlich zur Verbesserung der Prognose beitragen [30, 39]. Sie hat Effekte auf alle Bereiche der Therapie und kann sowohl zu einer verbesserten Kooperation im Bereich der Neuroleptikatherapie beitragen als auch das Verständnis für die Situation des Betreffenden verbessern. Sie kann helfen, die familiären Ressourcen für die Restabilisierung und Rückfallprophylaxe zu mobilisieren [11]. Im Vergleich zwischen einzelnen Familientherapieansätzen und verschiedenen psychoedukativen Familienbetreuungsansätzen auf der Basis des Vulnerabilitäts-Stress-Modells [61] lassen sich eine Reihe von Stärken aber auch Unterschiede dieser Interventionsrichtungen darstellen. Beide Ansätze betonen die Stärke und Ressourcen der Familie, versuchen durch den Behandlungsprozess diese zu mobilisieren und zielen darauf ab, die Kommunikation zwischen den Beteiligten zu verbessern, klar sichtbare Grenzen innerhalb der Familie zu etablieren und so eine gemeinsame Lösung zu unterstützen. Klingenberg u. Buchkremer [39] betonen, dass im Vergleich zur Familienbetreuung in einer Angehörigengruppe die Entlastung durch den Austausch mit Gleichbetroffenen sehr intensiv erfolgen kann. Die psychoedukativen Anteile könnten in einer Gruppe ökonomisch und durch die

Besprechung der Erfahrungen vieler gleichzeitig auch effektiver durchgeführt werden.

7. Kognitive Trainingsprogramme
   Zur Behandlung kognitiver Dysfunktionen:
   Zur Behandlung der häufig vorhandenen kognitiven Defizite und Probleme bei Patienten mit einer schizophrenen Störung wurden vor ca. 15 Jahren spezifische Trainingsprogramme entwickelt, die mittlerweile im deutschsprachigen Raum intensive Anwendung finden. So wurde u. a. das integrierte psychologische Therapieprogramm für schizophrene Patienten (IPT) zur Verbesserung der kognitiven-, sozialen- und Problemlösefähigkeiten schizophrener Patienten praxisnah von der Berner Arbeitsgruppe um Brenner und Roder entwickelt [5, 54]. Das IPT bietet die Möglichkeit, in einem abgestuften Training kognitive und soziale Defizite schizophrener Patienten zu bearbeiten. Die Ergebnisse von Wirksamkeitsuntersuchungen sind uneinheitlich, Probleme zeigen sich insbesondere beim Transfer von Trainingserfolgen auf Alltagssituationen sowie der langfristigen Modifikation. Ergänzend wurden in den letzten Jahren verschiedene computergestützte kognitive Übungsprogramme entwickelt, die über unmittelbare Lerneffekte auch eine Reihe von Erfolgserlebnissen und soziale Kompetenz unterstützen. So hat z. B. das am Zentralinstitut für Seelische Gesundheit entwickelte Programm Cogpack zum computergestützten kognitiven Training einige interessante Anwendungsbereiche erschließen können.
   Zum Training sozialer Fertigkeiten:
   Therapieprogramme zur Verbesserung der sozialen Fertigkeiten stellen insgesamt ein wichtiges Element in der psychiatrischen Rehabilitation dar [4, 6]. Der Aufbau von Bewältigungsstrategien und Fertigkeiten bei Patienten basiert auf der empirisch gestützten Annahme, dass Stress und Verletzlichkeit sowie das dadurch erhöhte Rückfallrisiko sowie soziales Versagen durch angemessene Copingstrategien und soziale Kompetenz vermindert werden können [59, 60]. Soziale Fertigkeiten sind für die Bewältigung des Alltags und eine unabhängige Lebensführung erforderlich.

8. Beschäftigungs- und Arbeitstherapie:
   Die Beschäftigungstherapie wird vorwiegend als Basisprogramm im stationären oder teilstationären Bereich eingesetzt, bekommt zunehmend aber auch im ambulanten Bereich Bedeutung. Spezielle Vorbedingungen bezüglich der Leistungsfähigkeit des Patienten bestehen nicht, sie kann somit bereits während der Akutphase psychischer Erkrankungen eingesetzt werden [10]. Ohne wesentliche Leistungs- und Belastungsdruck soll die Beschäftigungstherapie kognitive Fähigkeiten üben, die Kommunikationsfähigkeit verbessern, den Antrieb fördern, das Selbstvertrauen stärken sowie das Ausdauer- und Durchhaltevermögen trainieren.

Mit speziellen beschäftigungstherapeutischen Programmen können bestimmte psychopathologische Konstellationen, wie z.B. eine schizophrene Minussymptomatik gezielt angegangen werden [46]. Die Beschäftigungstherapie stellt darüber hinaus einen wesentlichen Bestandteil bei der Entwicklung und Erhaltung einer eigenständigen Lebens- und Haushaltsführung dar.

Die Arbeitstherapie fokussiert auf Produktionsabläufe mit geregelten Arbeitszeiten und möglichst auch entsprechender Entlohnung. Die Therapieziele bestehen in einer Förderung von Durchhaltevermögen, Sorgfalt, Pünktlichkeit, Umstellungsfähigkeit und Ausdauer. Arbeitstherapie stellt einen wichtigen Baustein eines strukturierten Tagesablaufs dar. Bei schizophrenen Patienten konnte gezeigt werden, dass eine klar strukturierte, dem normalen Arbeitsleben angepasste, eventuell industriell gestaltete und entlohnte Arbeitstherapie hierbei langfristig die besten Erfolge bietet [49]. Als spezielle Arbeitstherapie in Form einer gezielten Förderung beruflicher Fähigkeiten in definierten Arbeitsfeldern ist das Arbeitstraining zu nennen, die Belastungserprobung dient insbesondere der Überprüfung der erreichten Arbeitsfähigkeit und der Belastbarkeit.

9. Körperorientierte Therapie:
   Körperorientierte Bewegungstherapieformen wie integrative Bewegungstherapie, konzentrative Bewegungstherapie, Tanztherapie und andere Therapieformen arbeiten vor allem stützend, strukturierend und regressionsmeidend. Zur Wiederherstellung des Realitätsempfindens tragen Wahrnehmungsübungen in verschiedenen Sinnesbereichen bei.

   Insgesamt kommen die konkreten handlungsbezogenen und unmittelbaren Abläufe in der Bewegungstherapie dem Ziel der Realitätsorientierung in der Psychosebehandlung entgegen. Dies insbesondere, da es bei vielen schizophren Erkrankten zum Rückzug aus der sprachlichen Kommunikation kommt.

10. Umsetzen des Gesamtbehandlungsplanes:
    Die vielfachen, nur multiprofessionell, d.h. unter Einbeziehung von Psychologen, Pflegepersonal, Ergotherapeuten, Sozialpädagogen, Bewegungstherapeuten zu leistenden Ansätze in der Therapie Schizophrener werden sich für den einzelnen Patienten nur dann als sinnvoll und Erfolg versprechend erweisen, wenn sie gebündelt unter der Koordination eines Arztes eingesetzt werden, der die Besonderheiten dieser komplexen Erkrankung gut kennt und mit ihnen umzugehen weiß. Allgemein kommen in der Psychiatrie im Rahmen der multiprofessionellen therapeutischen Arbeit eine Reihe von Therapieverfahren zum Einsatz, die zwar als Therapieelemente nicht zuletzt die „Kultur" einer Klinik mitbestimmen, aber im Einzelfall in ihrer therapeutischen Wirksamkeit in der Kombination mit anderen Therapiemethoden nicht gesichert sind. Die zunehmende Komplexität diagnostischer und therapeutischer Leistungen im Klinikalltag wird in Tabelle 3 eindrücklich veranschaulicht.

Tabelle 3. Komplexleistung der stationären Behandlung bei schizophrenen Patienten, die durch zahlreiche Berufsgruppen innerhalb eines Gesamtbehandlungsplans erbracht wird (aus [15])

Psychodiagnostik	Psychopathologie, Testpsychologie, andere; Analyse der lebenspraktischen Kompetenzen und Rollenwahrnehmung
Somatische Diagnostik	Körperliche Untersuchung, Funktionsuntersuchungen; Neurophysiologische, neurochemische Analysen, Neuro-Imaging
Therapie	Psychotherapie, -edukation, Psychagogik, Soziotherapien Biologische Therapien Pflege, Physiotherapie
Strategische Orientierung	*Individueller Ansatz:* Behandlung und Rehabilitation zielen auf individuelle Genesung oder Besserung sozialer Kompetenzen ab *Ökologischer Ansatz:* Behandlung und Rehabilitation beziehen Personen aus dem Lebensumfeld mit ein: z. B. Angehörigenarbeit, Kontakt mit Arbeitgebern etc. *Multifokaler Ansatz:* Kombination der oben Genannten

Insbesondere aus dem komplexen Bedingungsgefüge der therapeutischen Leistungen können sich Probleme bei der Umsetzung des Gesamtbehandlungsplans, also der Teamintegration unter therapeutischen Gesichtspunkten ergeben.

Hierbei ergeben sich nach Eickelmann [15] u.a. folgende Fragen:

Wie sind die Anteile der ärztlichen und psychologischen Therapeuten, der Pflegepersonen, der Sozialarbeiter und der Ergotherapeuten im Einzelfall?

Wie lassen sich alle am Patienten erbrachten Leistungen ausreichend dokumentieren?

Wie wird der Gesamtbehandlungsplan fortgeschrieben?

Kommt es nicht angesichts der ständigen Präsenz vieler Berufsgruppen zu einer generellen Überdimensionierung der Therapie?

Welche Therapiebausteine sind wirklich im Einzelfall erforderlich?

Nachdem wir bisher bezogen auf den einzelnen Patienten noch zu wenig über die Behandlungseffizienz und den Synergismus einzelner therapeutischer Leistungen wissen, ist ein Überangebot unterschiedlicher Therapiebausteine nicht völlig auszuschließen. Den Versuch einer Koordination einzelner therapeutischer Leistungen auf einer Soziotherapiestation für jüngere schizophrene Patienten stellt der in Abbildung 2 wiedergegebene Wochenplan dar.

11. Qualitätssicherung:
Prinzipiell sind alle Aspekte therapeutischen Handelns von der Diagnostik bis zur Indikationsstellung und Durchführung therapeutischer, rehabilitativer und präventiver Maßnahmen unter Berücksichtigung ihrer versorgungspolitischen und regional spezifischen institutionellen Rahmenbedingungen Aufgaben der Qualitätssicherung in der Psychiatrie [17-20]. Auch hier hat sich die Verwendung der instrumentellen Kategorien Struktur, Prozess- und Ergebnisqualität bewährt. Aufgrund der aus-

BKH-Station B2

Wochenplan

Zeit	Montag	Dienstag	Mittwoch	Donnerstag	Freitag
8.00 Uhr	Frühstück	Frühstück	Frühstück	Frühstück	Frühstück
8.30 Uhr	Morgenrunde	Morgenrunde	Morgenrunde	Morgenrunde	Morgenrunde
9.00-10.00 Uhr	Sport- und Bewegungstherapie Schwimmen		Sport- und Bewegungstherapie		Sport- und Bewegungstherapie
9.00-11.00 Uhr		Beschäftigungstherapie		Beschäftigungstherapie	
10.00 Uhr	Visite	Oberarztvisite			Visite
10.30 Uhr			Info-Gruppe 1	Info-Gruppe 1	
11.00-12.00 Uhr	Arbeitstherapie 1		Arbeitstherapie 1		Arbeitstherapie 1
12.00 Uhr	Mittagessen	Mittagessen	Mittagessen	Mittagessen	Mittagessen
12.30-14.00 Uhr	Soziales - Kompetenz - Training	13.00 - 15.00 Uhr Soziales - Kompetenz -Training			
14.00-16.00 Uhr		Arbeitstherapie 2	Arbeitstherapie 2	Arbeitstherapie 2	
14.30 Uhr	PC - Gruppe		PC - Gruppe		Therapeutische Außenaktivität
15.00 Uhr		IPT - Gruppe 1		IPT - Gruppe 1	
15.30-17.00 Uhr					
16.00 Uhr		Malgruppe			
16.15 Uhr	Entspannungstraining		Entspannungstraining und Bewegungstherapie		
16.45 Uhr				Forum	
17.30 Uhr	Abendessen	Abendessen	Abendessen	Abendessen	Abendessen
ab 18.30 Uhr				Kegeln im Haus	
ab 19.00 Uhr		Disco			

Abb. 2. Wochenplan einer Soziotherapiestation für schizophrene Patienten des Bezirkskrankenhauses Augsburg

geprägten Abhängigkeit der Symptomatik und des Verlaufs psychischer Erkrankungen von biologischen und psychosozialen Randbedingungen ist eine lineare Beziehung zwischen Struktur-, Prozess- und Ergebnisqualität des Behandlungsprozesses kaum zu erwarten [17, 18, 29]. Selbst eine nach heutigen Standards optimale Behandlungsqualität findet somit ihre Grenze an der Vielfalt unkontrollierbarer Einflüsse auf den Verlauf der Erkrankung. Die Thematik „Qualitätssicherung in der Psychiatrie" wurde in den letzten Jahren verstärkt aufgegriffen. Neben der Entwicklung von Behandlungsleitlinien [1, 21] wurden auch einige Projekte zur stationären Qualitätssicherung durchgeführt. Da schizophren Kranke nach wie vor eine der wichtigsten Gruppen der stationären Aufnahmen in psychiatrischen Krankenhäusern darstellen, wurde ein Projekt zur externen Qualitätssicherung mit Hilfe der Tracer-Diagnose Schizophrenie durchgeführt. Die Vielzahl der Variablen, die im Rahmen dieses Projekts zur Qualitätsbeurteilung der stationären psychiatrischen Behandlung schizophrener Patienten als sinnvoll und notwendig erachtet werden, sind in einem Erhebungsinstrument zusammengefasst, das unter Federführung der DGPPN unter ihrem damaligen Präsidenten W. Gaebel aus Düsseldorf entwickelt wurde. Diese Variablen sind in Tabelle 4 dargestellt und veranschaulichen deutlich die vielfältigen Interaktionsmöglichkeiten der Strukturvariablen Institutions- und Patientencharakteristika mit

Tabelle 4. Variablengruppen eines Erhebungsinstruments zur Qualitätssicherung der stationär psychiatrischen Behandlung schizophren Erkrankter (aus [35])

Strukturvariablen Institutionsmerkmale	Patientencharakteristika	Prozessvariablen	Ergebnisvariablen
Einzugsgebiet Krankenhaustyp Regionale Versorgungsstruktur Krankenhaus-/Abtlg.-Größe Stationsbezeichnung offen/geschlossen Spezialstation Psych-PV-Struktur	Alter Geschlecht Schulbildung Berufliche Situation Wohnsituation Unterhalt Vorbehandlung Krankheitsdauer Ersterkrankung/stat. Voraufenthalte Psychopathologie bei Aufnahme (BPRS) Soziale Funktion bei Aufnahme (GAF) Krankheitsschweregrad (CGI)	Einweisungsdiagnose Aufnahmediagnose Verlaufstyp Aufnahmegrund Unterbringungsmodus Diagnostik Verlaufsprognose (Strauss-Carpenter) Therapie: Somatotherapie Psychotherapie Einzelgespräche Sozialarbeiterische Beratung Andere Therapien (Ergo-, Bewegungstherapie etc.) Entlassungsvorbereitung	Besondere Vorkommnisse Patientenzufriedenheit Soziale Situation bei Entlassung Weiterbehandlung Psychopathologie bei Entlassung (BPRS) Krankheitsschweregrad (CGI) Soziale Funktion b. Entl. (GAF)

den auch in diesem Beitrag dargestellten Prozessvariablen wie Diagnostik, Somatotherapie, Psychotherapie und andere Therapien wie soziales Kompetenztraining, Arbeits- und Bewegungstherapie u. a. [35].

Literatur

1. American Psychiatric Association (1997) Practice Guideline for the Treatment of Patients with Schizophrenia. Am J Psychiatry 54 [Suppl 4]
2. Bäuml J (1994) Psychosen aus dem schizophrenen Formenkreis. Springer, Berlin Heidelberg New York Tokyo
3. Bäuml J, Pitschel-Walz G, Kissling W (1996) Psychoedukative Gruppen bei schizophrenen Psychosen für Patienten und Angehörige. In: Stark A (Hrsg) Verhaltenstherapeutische Ansätze im Umgang mit schizophren Erkrankten – Konzepte – Praxis- Fallbeispiele. DGVT, Tübingen, S 217–256
4. Brenner HD, Pfammatter M (1998) Neuere Entwicklungen in der kognitiv-behaviouralen Therapie der Schizophrenie. In: Möller HJ, Müller N (Hrsg) Schizophrenie – Moderne Konzepte zu Diagnostik, Pathogenese und Therapie. Springer, Wien New York, S 265–282
5. Brenner HD, Roder V, Hodel B, Kienzle N (1994) Integrated psychological therapy for schizophrenic patients (IPT). Hogrefe u. Huber, Seattle
6. Brenner HD, Böker W, Genner R (1997) Towards a comprehensive therapy for schizophrenia. Hogrefe & Huber, Seattle Toronto Bern

7. Cording C (1995) Basisdokumentation und Ergebnisqualität. In: Gaebel W (Hrsg) Qualitätssicherung im psychiatrischen Krankenhaus. Springer, Wien New York, S 173–182
8. Cording C (1997) Basisdokumentation als Grundlage qualitätssichernder Maßnahmen. In: Berger M, Gaebel W (Hrsg) Qualitätssicherung in der Psychiatrie. Springer, Berlin Heidelberg New York, S 33–51
9. Cording C, Gaebel W, Spengler A, Stieglitz RD, Geiselhart H, John U, Netzold DW, Schönell H (1995) Die neue psychiatrische Basisdokumentation. Eine Empfehlung der DGPPN zur Qualitätssicherung im (teil-)stationären Bereich. Spektr Psych Nervenheilkunde 24:3–41
10. Deister A (1993) Allgemeines zu soziotherapeutischen Verfahren. In: Möller HJ (Hrsg) Therapie psychiatrischer Erkrankungen. Enke, Stuttgart, S 91–103
11. De Jesus Mari J, Streiner DL (1994) An overview of family interventions and relapse on schizophrenia: metaanalysis of research findings. Psychol Med 24:565–578
12. DGPPN (1998) Behandlungsleitlinien Schizophrenie. Praxisleitlinien in Psychiatrie und Psychotherapie (Redaktion: Gaebel W, Falkai P) Bd 1. Steinkopff, Darmstadt
13. Dilling H, Balck F, Bosch G, et al. (1982) Die psychiatrische Basisdokumentation. Spektr Psychiatrie Nervenheilkunde 11:147–160
14. Dilling H, Mombour W, Schmidt MH (1991) Internationale Klassifikation psychischer Störungen ICD-10 Kap V Klinisch diagnostische Leitlinien. Huber, Bern Göttingen Toronto
15. Eickelmann B (2000) Sozialpsychiatrische Therapie- und Versorgungsgrundsätze. In: Möller HJ, Laux G, Kapfhammer HP (Hrsg) Psychiatrie und Psychotherapie. Springer, Berlin Heidelberg New York
16. Fenton WS, Cole SA (1995) Psychosocial therapies of schizophrenia: individual, group, and family. In: Gabbard GO (ed) Treatments of psychiatric disorders, 2nd edition. American Psychiatric Press, Washington-DC, vol I, pp 987–1018
17. Gaebel W (1995a) Qualitätssicherung in der Psychiatrie. Nervenarzt 66:481–493
18. Gaebel W (1995b) Qualitätssicherung im psychiatrischen Krankenhaus. Springer, Wien
19. Gaebel W (1995c) Qualitätssicherung diagnostischer und therapeutischer Maßnahmen im psychiatrischen Krankenhaus. In: Gaebel W (Hrsg) Qualitätssicherung im psychiatrischen Krankenhaus. Springer, Wien New York, S 87–108
20. Gaebel W (1997) Grundzüge der Qualitätssicherung in der Psychiatrie. In: Berger M, Gabel W (Hrsg) Qualitätssicherung in der Psychiatrie. Springer, Berlin Heidelberg New York, S 13–32
21. Gaebel W, Falkai P (1996) Praxisleitlinien in der Psychiatrie: Nervenarzt 67:179–181
22. Gaebel W, Wolpert E (1994) Qualitätssicherung in der Psychiatrie, ein neues Referat der DGPPN. Spektr Psychiatr Nervenheilkunde 23:4–13
23. Goldstein MJ (1995) Psychoeducation and relapse prevention. Int Clin Psychopharmacology 9 [Suppl 5]:59–69
24. Goldstein MJ (1996) Psycho-education and family treatment related to the phase of a psychotic disorder. In: Clin Psychopharmacology 11 [Suppl 2]:77–83
25. Grohmann R, Rüther E, Schmidt LG (1994) Unerwünschte Wirkungen von Psychopharmaka: Ergebnisse der AMÜP-Studie. Springer, Berlin Heidelberg New York
26. Haen E, Aigner JM, Jost D, Lippert E, Spindler P, Klein H (1999) Die Arzneimittelüberwachung in der Psychiatrie Bayerns (AMÜP-Bayern). In: Cording C (Hrsg) Qualität in der Psychiatrie. Roderer, Regensburg, S 43–76
27. Häfner H (1986) Rehabilitation Schizophrener. Wissenstand, Folgerungen für die Praxis und für eine Theorie der Schizophrenie. In: Huber G (Hrsg) Therapie, Rehabilitation und Prävention schizophrener Erkrankungen. Schattauer, Stuttgart
28. Häfner H (1989) Ist Schizophrenie eine Krankheit? Epidemiologische Daten und spekulative Folgerungen. Nervenarzt 60:191–199
29. Haug HJ, Stieglitz RD (1995) Qualitätssicherung in der Psychiatrie. Enke, Stuttgart
30. Hell D (1988) Angehörigenarbeit und Schizophrenieverlauf. Nervenarzt 59:66–72
31. Hogarty GE, Goldberg SC, Schooler NR, Ulrich RF (1974) Drug and sociotherapy in the aftercare of schizophrenic patients: Two year relapse rates. Arch Gen Psychiatry 31:603–608

32. Hogarty GE, Anderson CM, Reiss DJ, Kornblith SJ, Greenwald P, Javan CD, Manonia MJ, EPICS research group (1986) Family psychoeducation, social scills training and maintenance chemotherapy in the aftercare treatment of schizophrenia. Arch Gen Psychiatry 43:633–642
33. Hogarty GE, Kornblith SJ, Greenwald D (1997) Three-Year Trials of Personal Therapy Among Schizophrenic Patients Living With or Independent of Family, I: Description of Study and Effects on Relapse Rates. Am J Psychiatry 154:1504–1513
34. Hornung WP, Buchkremer G (1992) Psychoedukative Interventionen zur Rezidivprophylaxe schizophrener Psychosen. In: Rifkin A, Osterheider M (Hrsg) Schizophrenie – aktuelle Trends und Behandlungsstrategien. Springer, Berlin Heidelberg, S 205–218
35. Janssen B, Jänner M, Schneider F, et al. (1998) Qualitätsindikatoren der stationären Behandlung schizophrener Patienten. Psychiat Praxis 25:303–309
36. Kingdon D, Turkington D, Johns C (1994) Cognitive behavior therapy in schizophrenia. Br J Psychiatry 164:581–587
37. Kissling W (1991) Guidelines for relapse prevention in schizophrenia. Springer, Berlin
38. Klieser E, Lehmann E, Strauß WH (1995) Ärztliche und pychiatrische Weiterbildung als Mittel und Aufgabe der Qualitätssicherung: In: Gaebel W (Hrsg) Qualitätssicherung im psychiatrischen Krankenhaus. Springer, Wien New York, S 66–75
39. Klingenberg S, Buchkremer C (1998) Therapeutische Angehörigenarbeit als zentraler Pfeiler der Schizophreniebehandlung: empirische Untersuchungen. In: Möller HJ, Müller N (Hrsg) Schizophrenie – Moderne Konzepte zu Diagnostik, Pathogenese und Therapie. Springer, Wien New York, S 307–314
40. Kopelowicz A, Liberman RP (1995) Biobehavioral treatment and rehabilitation of schizophrenia. Harv Rev Psychitrsy 3 (2):55–64
41. Kunze H (1995) Psychiatrie-Personalverordnung: Qualitätsoptimierung der stationären Versorgung. In: Gaebel W (Hrsg) Qualitätssicherung im psychiatrischen Krankenhaus. Springer, Wien New York, S 58–65
42. Kunze H (1997) Die Psychiatrie-Personalverordnung als Instrument der Qualitätssicherung in der stationären Psychiatrie. In: Berger M, Gabel W (Hrsg) Qualitätssicherung in der Psychiatrie. Springer, Berlin Heidelberg New York, S 53–66
43. Kunze H, Kaltenbach L (1994) Psychiatrie-Personalverordnung. Textausgabe mit Materialien und Erläuterungen für die Praxis. 2. Aufl Kohlhammer, Stuttgart
44. Laux G (1998) Ein Weiterbildungs-Curriculum zum Facharzt für Psychiatrie und Psychotherapie – das „Bonner-Modell". Krankenhauspsychiatrie 6:126–131
45. Lehmann AF, Steinwachs DM and the Co-Investigators of the PORT Project (1998) At Issue: Translating Research into Practice: The Schizophrenia Patient Outcomes Research Team (PORT) Treatment Recommendations. Schizophr Bull 24(1):1–10
46. Linden M, Saupe R, Etter J (1989) Psychopathologieorientierte Ergotherapie. Psychiatr Prax 16:141–147
47. Lippert E, Aigner JM, Grohmann R, Klein HE, Schmauß M, Rüther E (1996) Anwendungshäufigkeiten und Dosierungen von Psychopharmaka an psychiatrischen Versorgungskrankenhäusern. Psychopharmakotherapie 3:178–183
48. Marneros A (1998) Diagnostische Kriterien der Schizophrenie nach ICD-10 und DSM-IV: Chancen und Probleme. In Möller HJ, Müller N (Hrsg) Schizophrenie – Moderne Konzepte zu Diagnostik, Pathogenese und Therapie. Springer, Wien New York, S 29–36
49. Möller HJ (1983) Psychologische und soziale Aspekte in der klinisch-psychiatrischen Forschung. Forschungsaktivitäten in der BRD und ihre Beziehung zur internationalen Forschung. In: Häfner H (Hrsg) Forschung für die seelische Gesundheit. Springer, Berlin Heidelberg New York
50. Möller HJ (1998) Atypische Neuroleptika: Definitionsprobleme, Wirkungsmechanismen und Wirksubstanzen. In: Möller HJ, Müller N (Hrsg) Schizophrenie – Moderne Konzepte zu Diagnostik, Pathogenese und Therapie. Springer, Wien New York, S 207–226
51. Naber D (1998) Unerwünschte Wirkungen von Neuroleptika und ihr Einfluss auf die Lebensqualität schizophrener Patienten. In: Möller HJ, Müller N (Hrsg) Schizophrenie – Moderne Konzepte zu Diagnostik, Pathogenese und Therapie. Springer, Wien New York, S 235–242

52. Naber D, Lambert M, Krausz M (1999) Atypische Neuroleptika in der Behandlung schizophrener Patienten. Uni Med Bremen 1999
53. Penn DL, Mueser KT (1996) Research update on the psychosocial treatment of schizophrenia. Am J Psychiatr 153 (5):607–617
54. Roder V, Brenner HD, Hodel B, Kienzle N (1992) Integriertes psychologisches Therapieprogramm für schizophrene Patienten. Beltz, Weinheim
55. Rössler W (1998) Regionale Versorgungsstrategien für schizophren Erkrankte. In: Möller HJ, Müller N (Hrsg) Schizophrenie – Moderne Konzepte zu Diagnostik, Pathogenese und Therapie. Springer, Wien New York, S 335–345
56. Rössler W, Salize HJ (1995) Qualitätsindikatoren psychiatrischer Versorgungssysteme. In: Gaebel W (Hrsg) Qualitätssicherung im psychiatrischen Krankenhaus. Springer, Wien New York, S 39–51
57. Stieglitz RD, Haug HJ (1995) Therapiezielbestimmung und -evaluation als Mittel zur Qualitätssicherung. In: Haug HJ, Stieglitz RD (Hrsg) Qualitätssicherung in der Psychiatrie. Enke, Stuttgart, S 191–199
58. Tegeler J (1995) Qualitätssicherung in der Psychopharmakotherapie. In: Gaebel W (Hrsg) Qualitätssicherung im psychiatrischen Krankenhaus. Springer, Wien New York, S 109–119
59. Vaccaro JV, Roberts L (1992) Teaching social and coping skills. In: Birchwood M, Tarrier N (eds) Innovations in the psychological management of schizophrenia. Wiley Chichester, pp 103–114
60. Wallace CJ, Liberman RP (1995) Psychiatric rehabilitation. In: Gabbard GO (ed) Treatments of psychiatric disorders, 2nd edition. American Psychiatric Press, Washington-DC, vol I, pp 1019–1038
61. Zubin J, Spring B (1977) Vulnerability – a new view of schizophrenia. J Abnorm Psychol 86:103–126

Zusammenfassung der Diskussion

Vielfach wird von Krankenhausärzten beklagt, dass niedergelassene Nervenärzte die im Krankenhaus mit gutem Erfolg verordneten atypischen Neuroleptika sofort nach der Entlassung der Patienten absetzen und stattdessen billigere klassische Neuroleptika verordnen. Dies kann sowohl zu Rezidiven der Erkrankung als auch zu verstärkten unerwünschten Arzneimittelwirkungen führen – was nicht im Sinne des behandelten Patienten sein kann. Wenn durch atypische Neuroleptika die Compliance insgesamt gefördert werden kann, so führt dies letztendlich zu einer Reduktion der Verweildauer und einer geringeren Wiederaufnahmerate des Patienten, was vor allem für die Kostenträger mit einer Kostenersparnis einhergeht.

Dokumentation und Arzneimittelsicherheit

R. Steinberg, J. Hinz, B. Koelber

Zusammenfassung

Das Dokumentationssystem der Stationskurven der Pfalzklinik Landeck wurde unter enger Einbeziehung des Pflegepersonals ständig überarbeitet. Als Ergebnis kam es nicht nur zu einer Verbesserung der gesamten Dokumentation, vor allem konnte auch eine hohe Akzeptanz der Neuerungen auf Seiten der Dokumentierenden erreicht werden. Die Strategie hin zur Dokumentation ausschließlich in der Patientenakte erbrachte neben einer Netto-Zeitersparnis bei der Bearbeitung der Anordnungen, beim Herrichten und Austeilen der Medikamente vor allem eine größere Arzneimittelsicherheit.

Einleitung

Eine Dokumentation soll im Idealfall einen Prozess so widerspiegeln, dass einzelne Schritte und Komponenten auch in größerem zeitlichem Abstand zum eigentlichen Vorgang von den Handelnden ebenso wie von systemvertrauten Außenstehenden nachvollzogen und gewertet werden können. Dies gilt nicht nur für die Dokumentation parlamentarischer Debatten, für die Überwachung von Atomkraftwerken, für Sicherheitsüberprüfungen in der Fliegerei, beim TÜV oder ähnlichem, sondern per Gesetz auch für die ärztliche Behandlung.

Die Dokumentation des Behandlungsablaufes sollte in erster Linie ein Instrument für eine ordnungsgemäße und qualitativ hochstehende Versorgung der Patienten sein [5]. Eine übersichtliche Darstellung des Behandlungsverlaufes, die schnell wesentliche Informationen auch für nicht täglich und direkt in die Behandlung involvierte Personen, z.B. den ärztlichen Notfalldienst oder den Nachtdienst bereithält, ist ein wesentliches Qualitätskriterium. Eine hohe Dokumentationskultur bei allen Mitarbeitern zu erzeugen sollte das Ziel der Verantwortlichen sein.

Erst in zweiter Linie sollte der juristische Aspekt der Dokumentation des Behandlungsverlaufes gesehen werden. Nach heutiger Rechtsauffassung beinhaltet ein Behandlungsvertrag zwischen Patient und Krankenhaus allerdings auch einen klaren Anspruch des Patienten auf umfassende Aufzeichnungen seiner Behandlung durch alle im therapeutischen und pflegerischen

Prozess tätigen Berufsgruppen im Sinne einer integrativen Dokumentation [2]. Die gesetzliche Dokumentationspflicht ist mindestens seit einem BGH-Urteil von 1978 [1] sehr eng auszulegen, das bei ungenügender Dokumentation die Beweislastumkehr in strittigen Fällen zu Gunsten des Patienten ermöglicht, was in den vergangenen Jahren bei straf- und zivilrechtlichen Auseinandersetzungen vor Gericht sehr häufig geworden ist. In den Komplex Dokumentation ist sehr schnell auch der Träger einer Einrichtung eingebunden, dem bei Verstößen gegen die unter ärztlich-gutachterlicher Mitwirkung formulierten Standards schnell ein Organisationsverschulden vorgehalten wird.

Dokumentationskulturen

Traditionell führen Ärzte Krankenakten, in denen ihre Untersuchungen, anamnestischen Erhebungen, Verlaufsbeschreibungen, Befunde, Epikrisen, Arztbriefe etc. gesammelt sind. Das Pflegepersonal dagegen führt die Kurve, die auf einem Zeitraster aktuelle Medikationen, Untersuchungstermine, Blutdruck,- Puls- und Temperaturmessungen etc. enthält, eventuell auch Pflegeberichte. Das Führen der Kurven, des Stations-, des Visiten- und des Übergabebuches obliegt der Stationsleitung. Nachgeordnete Pflegekräfte haben erhobene Befunde in Pulsbücher, Stuhlbücher, Nachtbücher, Laborbücher etc. einzutragen, aus denen heraus unter Berücksichtigung der Stationshierarchien eine Zusammenführung in die Kurve eventuell erfolgt. Die Ärzteschaft hat zwar die Richtigkeit der Kurvenführung zu überwachen, Eintragungen sind in der Regel jedoch sehr unerwünscht, Abzeichnungen geduldet. Es gibt eine Reihe von Unterformen dieser traditionellen Aufspaltung, allen gemeinsam ist die funktionsbezogene Aufsplittung von Patientendokumentationen auf unterschiedliche Orte und in sorgsam bewachte unterschiedliche Kompetenzen.

Prozessanalysen der Dokumentationsvorgänge im Krankenhaus haben nicht nur verschiedene parallele, damit überflüssige Dokumentationsvorgänge aufgedeckt, sie haben vor allem die Schwachstelle Übertragungsfehler und Verantwortungssplittung zwischen Ausführung und Dokumentation aufgezeigt. Alle modernen Systeme der Dokumentation gehen daher weg von der funktionsbezogenen Erfassung in einzelnen Büchern hin zur integrierten patientenbezogenen Dokumentation ausschließlich in seiner Kurve. Dass hier nicht nur eine wesentliche Qualitätssteigerung, sondern sogar eine rechenbare Arbeitszeitersparnis, damit eine Umschichtung der Ressourcen zum Patienten hin erreichbar ist, soll im Folgenden beispielhaft an der Veränderung der Dokumentation der Medikation in den Patientenkurven der Pfalzklinik dargestellt werden, hinter der sich ein sicherlich viel bedeutenderer Wandel in der Kompetenz, der Verantwortung und der Arbeitsteilung des Pflegepersonals verbirgt. Letztendlich ist diese Kompetenzverschiebung logische Konsequenz aus der Verschiebung der Funktionspflege hin zur Bereichs- und Bezugspflege.

Arbeitsgruppe Dokumentation

Die zwar kontinuierliche, aber irgendwie nicht atemberaubende Verbesserung des Formular- und Dokumentationswesens der Pfalzklinik bekam vor 6 Jahren einen erheblichen innovativen Schub, als mit einem Wechsel in der Pflegeleitung ein innerbetriebliches Fortbildungszentrum für die Pflegeberufe installiert wurde. Eine Arbeitsgruppe Dokumentation, getragen durch engagierte Mitarbeiter des Pflegedienstes, einen Oberarzt und fakultativ hinzugezogene andere Berufsgruppen, wurde installiert, Arbeitsergebnisse mit der ärztlichen und pflegerischen Leitung ausführlich diskutiert und dann zur Erprobung freigegeben. Die neu erarbeiteten Dokumentations- und Verordnungsformulare wurden auf 3 Probestationen über längere Zeiträume, zum Teil bis zu einem halben Jahr im realen Gebrauch auf ihre Praktikabilität und Vollständigkeit geprüft. Es ließ sich durch dieses bewusst ohne Zeitdruck angesetzte Vorgehen eine große Bereitschaft vor allem zur Verbesserung der Kurvendokumentation erzeugen, da die wesentliche Berufsgruppe, das Pflegepersonal, es zu seiner ureigensten Angelegenheit machte und mit Ideen, Vorschlägen und kritischen Hinweisen gehört wurde.

Leitgedanke der Umorganisation der Stationskurven war die Transformation der funktionsbezogenen Dokumentation in die individuelle, auf den einzelnen Patienten bezogene Dokumentation in einer einzigen Stationskurve. In diese war der bisherige Inhalt der Kurven, vor allem aber alles vorher an anderen Orten in den (Funktions-) „Büchern" über alle Patienten zusammengetragene Wissen zu übernehmen. Zu vermeiden waren auch Doppeldokumentationen in der vom Arzt zu führenden Krankenakte, was vor allem ärztliche Befundbeschreibungen, z. B. psychopathologische Befunde oder besondere Vorkommnisse betrifft. Sie sind im Sinne der kontinuierlichen Behandlungsdokumentation jetzt Bestandteil der Kurve. Ausführlichere Berichte oder Dokumentationen psychotherapeutischer Prozesse werden allerdings nach wie vor in der Arztakte geführt. Alle Kurvenbestandteile werden erst nach Abschluss der Behandlung Bestandteil der Akte, vor allem bleiben alle Kurvenblätter und Befunde während der gesamten stationären Behandlungszeit in der Stationskurve. Selbstverständlich muss die Kurve jetzt noch mehr vor unberechtigter Einsichtnahme durch den Patienten oder Dritte geschützt werden.

Ein derzeit 53 Seiten umfassendes „Handbuch Patientendokumentation" [4] ist auf allen Stationen und Bereichen ausgelegt. Musterformulare und ausführliche Hinweise zur Dokumentation erleichtern die rasche Aneignung auch durch neue Mitarbeiter. Da es als Lose-Blatt-Sammlung angelegt ist, sind Änderungen rasch durchführbar. Beispielhaft ist in Abbildung 1 die linke Hälfte der Kurve der Erwachsenenpsychiatrie abgebildet, die im Original auf einem DIN-A-3 Blatt Eintragungen für eine Behandlungswoche ermöglicht. Die Zeiteinheit 1 Kurvenblatt/Woche hat sich in der Neurologie, aber auch in der Psychiatrie einschließlich Sucht und Gerontopsychiatrie als nötig, aber auch ausreichend herausgestellt. Die im Handbuch ent-

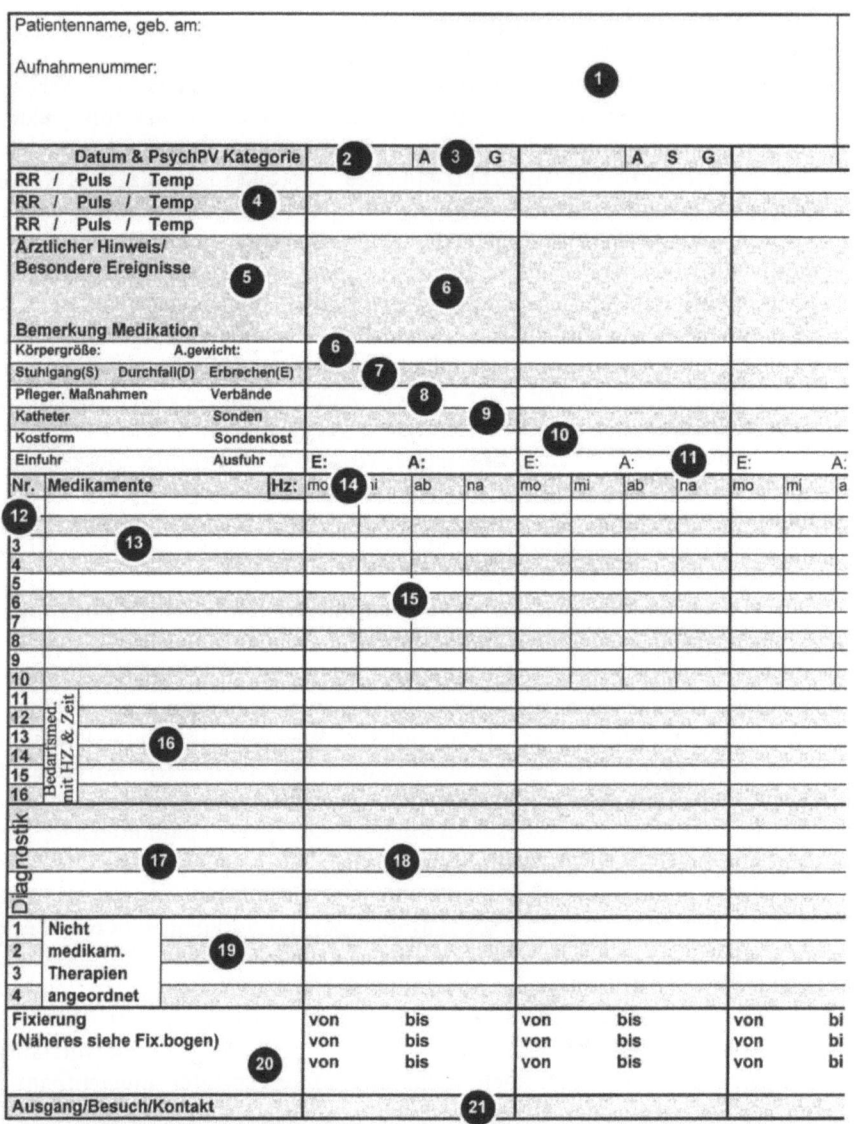

Abb. 1. Dargestellt ist die linke Hälfte der 7 Tage umfassenden Stationskurve (Stammblatt, DIN A3), wie sie im Handbuch Dokumentation der Pfalzklinik Landeck aufgezeigt ist. Die Zahlen weisen auf die Erläuterungen im Handbuch hin, die für die Ziffern 5 sowie 12–16 in Tabelle 1 aufgeführt sind

Tabelle 1. Legende zum „Stammblatt Psychiatrie & Sucht" (s. Abb. 1)

Feld	Legende
5	Vom Arzt auszufüllen: ■ Begründung für An-/Ab-/Umsetzen eines Medikaments bzw. für Dosisveränderungen, z. B.: *Nr. 1) abgesetzt wegen EPMS* ■ Definition der Bedarfsmedikation, z. B.: *Nr. 11) bei RR > 180 1 Kapsel Adalat 10 mg* ■ Erläuterung für das Pflegepersonal bei besonderem Vorgehen, z. B.: – *Zermörsern der Medikamente notwendig* – *Patient könnte Arznei verstecken !!* Vom Pflegepersonal/Arzt auszufüllen: ■ Besondere Ereignisse, z. B.: *Sturz*
12	Feld 12 ist ein fortlaufendes Nummernfeld und wird für das Feld 5 gebraucht, damit sich der Arzt, unter Angabe der Nummer, auf das entsprechende Medikament beziehen kann. Bei Verweigern des Medikaments kann die Pflegeperson dies auf der Rückseite des „Stammblatts Psychiatrie & Sucht" unter Angabe der entsprechenden Nummer vermerken.
13	Von Pflegeperson auszufüllen: ■ Nennung des Medikaments in der Darreichungsform (Tablette, Dragee, Tropfen, Ampulle) mit Angabe der Dosis in mg., in Stück, Ampullen/ml. Achtung: Nur die Medikamentennamen eintragen, die als Medikament tatsächlich gegeben werden, d. h. bei Ersatzmedikamenten aus der Apotheke ist der neue Medikamentenname einzutragen, z. B.: – *Taxilan Drg. (mg)* – *Haldol Tr. (mg)* – *Novodigal 0,2 mg Amp. i.v.* – *NaCl 0,9% (ml)* – *Depot H Insulin (IE) s.c.* – *Heparin (IE) s.c.* ■ Depotpräparate werden rot geschrieben und gelb hinterlegt! ■ Tropfen werden grün geschrieben! ■ Parenterale Medikamente werden rot geschrieben!
14	Handzeichen der austeilenden Pflegeperson, der jeweiligen Tageszeit zugeordnet. Das Handzeichen wird **in** das Kästchen geschrieben, in dem auch „mo", „mi", „ab", „na" steht!
15	■ Angabe der Dosis (mg/Stück) für die jeweilige Tageszeit, z. B.: – *Taxilan Drg. (mg) 25–25–25–100* – *Haldol Tr. (mg) 10–0–0–10* – *Novodigal 0,2 mg Ampullen 1–0–0–0* – *NaCl 0,9% (ml) 500–500–0–0* – *Depot H Insulin (IE) s.c. 36–0–0–16* – *Heparin (IE) s.c. 7500–0–0–7500* ■ Bei Fortführung eines Medikaments in derselben Dosis über den nächsten Tag kann wie bisher die Fortführung durch einen Bindestrich gekennzeichnet werden ■ Dosisveränderungen werden in derselben Zeile eingetragen ■ Ansetzen eines neuen Medikaments durch Haken „<" ■ „Absetzen des Medikaments durch Haken „>" ■ Pausieren des Medikaments durch „P" ■ Verweigerung bzw. Ausspucken des Medikaments durch „Vw, Ausp." Kennzeichnen ■ Vw. und Ausp.: Sowohl in diesem Feld als auch auf der Rückseite im Feld „enterale Medikation – Bemerkungen" dokumentieren. Vor Dokumentation Arzt hinzuziehen

Tabelle 1 (Fortsetzung)

16	▪ In den Zeilen 11–16 wird die Bedarfsarznei (wie im Feld 5 beschrieben) eingetragen und die Anzahl der Wiederholungen vermerkt ▪ Die Definition des Bedarfs wird im Feld 5 festgelegt ▪ In Feld 16 wird die Anordnung der Ausgabe von Bedarfsarznei in Stück/mg/ml mit Uhrzeit vermerkt ▪ Die Durchführung der Ausgabe wird mit Handzeichen und Zeitangabe bestätigt

* Erläuterungen im Handbuch Dokumentation der Pfalzklinik Landeck zu den Ziffern 5 sowie 12–16, wie sie in Abb. 1 auf dem Stammblatt dargestellt sind. Die Erläuterungen betreffen die Dokumentation der Anordnungen und Veränderungen der Medikationen

haltenen Erläuterungen zu den Eintragungsorten der Medikation, die Nummern 5 und 12–16 sind in Tabelle 1 wiedergegeben. Die anderen Ziffern bedürfen hier keiner weiteren Beschreibung.

▪ Dokumentation der Medikation

Näher eingegangen werden muss aber auf die Erläuterungen zu den Punkten 5 sowie 12–16, da sich hinter diesen Formulierungen eine sehr wesentliche Strukturänderung aller Abläufe im Zusammenhang mit der Medikation eher wenig ins Auge springend verbirgt. Die fortlaufende Nummerierung der angeordneten Medikation im Feld 12 ist für das Kurvenfeld 5 Platz sparend, da dort der Medikamentennamen nicht ausgeschrieben werden muss. Wichtiger ist aber die Unterteilung der Medikationsabgaben in Morgen-, Mittags-, Abend- und Nachtmedikation. Die Möglichkeit zur vierzeitigen Medikamentenabgabe ist in der Psychiatrie fast immer ausreichend und damit Kurvenstandard. Bei notwendigen Abweichungen wird eine Intensivkurve geführt. Wichtiger und tatsächlich neu ist aber die Dokumentation des Herrichtens und der Abgabe der Medikamente durch Handzeichen der ausführenden Pflegekraft.

Tabelle 2 stellt die Arbeitsabläufe des neuen Verfahrens denen nach der alten Vorgehensweise gegenüber. Dabei ist vor allem die Vermeidung von überflüssigen Dokumentationsschritten und damit die Reduktion von Übertragungsfehlern wichtig. Dabei errechnet sich sogar ein Gewinn an Arbeitszeit, somit eine Umschichtung der Ressourcen.

Bei der Visite trägt die anwesende Pflegkraft, in der Regel die zuständige Bereichs- oder Betreuungsschwester die Medikation und andere Anordnungen in den zur Kurve gehörenden Anordnungsbogen ein, der Arzt zeichnet unmittelbar gegen. Ein Visitenbuch gibt es nicht mehr, dieses wurde übrigens keineswegs regelhaft bezüglich der Richtigkeit der Eintragungen vom Anordnenden kontrolliert oder gar gegengezeichnet. Die Abzeichnung durch den Arzt heißt übrigens sehr viel klarer, dass er seine gesetzlich gegebene Verantwortung übernimmt. Das Kontrollieren der Anordnung und das Gegenzeichnen schlagen zeitlich nicht groß zu Buche. Nimmt man für

Tabelle 2. Von der Anordnung bis zur Abgabe eines Medikamentes

Altes Verfahren		Neues Verfahren	
Visite		*Visite*	
Anordnung Arzt	X	Anordnung Arzt	X
(Stations-)Pfleger trägt in das Visitenbuch ein	X	(Betreuungs-)Pfleger trägt in Verordnungsblatt der Kuve ein	X
Arzt zeichnet (eventuell) nach der Visite das Buch gegen	X	Arzt zeichnet nach jedem Patienten individuell gegen	X
Ausarbeitung Visite		*Ausarbeitung Visite*	
(Stations-)Pfleger überträgt in die: Stammkurve und in das	X	(Stations-)Pfleger überträgt in die: Stammkurve	X
Medikationsbuch (Medikationstafel)	X		
Stammkurve und Labor-, Röntgen- etc. Buch	X		
Herrichten der Arznei		*Herrichten und Ausgabe der Arznei*	
Aus Medikationsbuch in der:		Aus Stammkurve mit	
Nachtschicht (morges, mittags, abends)	X	Gegenzeichnung in:	
Spätschicht (nachts)	X	Frühschicht (morgens)	X
Kontrolle der Übereinstimmung Kurve/Medikationsbuch (mindestens einmal wöchentlich durch 2 Personen)	X X	Früh-/Tagschicht (mittags)	X
		Spätschicht (abends)	X
		Spät-/Nachtschicht (nachts)	X
Ausgabe der Arznei:			
Frühschicht (morgens)	X		
Früh-/Tagschicht (mittags)	X		
Spätschicht	X		
Nachtschicht	X		
(Ausgebender meist nicht identisch mit Herrichtendem)		(Wichtig: Ausgebender identisch mit Herrichtendem)	

X = Arbeitsvorgang

einen Vorgang etwa 15 Sekunden, rechnet dann bei einer 20-Betten-Station einen Eintrag pro Visite bei der Hälfte der Patienten, dürfte der Aufwand für die Kontrolle und Gegenzeichnung bei ca. 2,5 min liegen. Bei 5 Visitentagen pro Woche liegt die zeitliche Mehrbelastung etwa bei 12,5 min. Diese muss vom Arzt und dem bei der Visite anwesenden Personal erbracht werden. Rechnet man die im alten System notwendigen Kontrollen und Nachfragen gegen, hebt sich dieser Zeitaufwand vermutlich vollständig auf.

Eindeutig ein Zeitgewinn ist die Ausarbeitung des Anordnungsbogens direkt in die Kurve hinein. Parallele „Buchführungen" entfallen ersatzlos. Der Wegfall des Eintrages in das Medikationsbuch, eventuell in die Labor-, Röntgen- etc. Bücher dürfte einen Zeitgewinn von etwa 1 Stunde pro Tag, somit ca. 5 Wochenstunden bedeuten. Der individuelle Anordnungsbogen ist übrigens schon als solcher ein Zeitgewinn, da alle für einen Patienten getroffenen Anordnungen chronologisch hintereinander auf einem Blatt eingetragen sind. Sie müssen nicht mühsam aus den verschiedenen Eintragungen eines Visitenbuches herausgesucht werden, wenn Unklarheiten ausgeräumt oder Korrekturen durchgeführt werden müssen. Der Zuwachs an Sicherheit durch Reduzierung von Übertragungsvorgängen und damit Übertragungsfehlern wird sicherlich auch noch dadurch unterstützt, dass die bei der Visite ihres Patienten anwesende Pflegekraft auch die Ausarbeitung der Kurve übernimmt, somit Handlungseinheit besteht. Dadurch wird nicht nur die persönliche Verantwortung der betreffenden Schwester oder des Pflegers unterstrichen, sondern vor allem auch die Kompetenz der Pflegekräfte breiter genützt.

Herrichten und Abgabe der Medikation

Das Herrichten der Medikamente erfolgt in vielen Krankenhäusern traditionell zu zwei, manchmal sogar nur zu einem Zeitpunkt des Arbeitstages. Häufig obliegt der Nachtschicht das Portionieren aller Medikamente, die am folgenden Tag zu den 4 Medikationszeiten verabreicht werden. Nur flüssige Medikationen werden näher zum Zeitpunkt der Verabreichung vorbereitet, da offenes Stehen über Stunden mit hygienischen Vorstellungen kollidiert. Der vermeintlich sichere Vorteil der Zeitersparnis durch Zusammenfassung des Herrichtens der 4 Medikationsportionen hat allerdings den gravierenden Nachteil, dass der Herrichtende zu keinem Zeitpunkt auch der Austeilende ist. Gegenkontrollen sind notwendig, Medikationsfehler können eher unentdeckt bleiben und Fragen der Patienten können nicht ohne aufwändigere Überprüfungen beantwortet werden.

In der Pfalzklinik werden die Medikamente jetzt unmittelbar vor Ausgabe hergerichtet, somit 4 mal täglich. Vor allem die dadurch gesicherte Abgabe der Medikamente durch den Herrichtenden erhöht die Verantwortlichkeit der betreffenden Pflegeperson, vermehrt aber gleichzeitig auch die Kompetenz durch die Zusammenführung der beiden Vorgänge. Entschuldigungen wie „ich hab die Medikation ja nicht gerichtet" entfallen durch die Übernahme der Verantwortung. Die Dokumentation dieser Verantwortung durch Abzeichnung mit Handzeichen nach Herrichten und Abgabe ist logische und damit auch ohne Probleme akzeptierte Konsequenz.

Viermaliges anstatt einmaligem Herrichten der Medikation bedeutet sicherlich einen zeitlichen Mehraufwand für einige wiederholte Handlungsabläufe. Da jedes Mal aus den Kurven hergerichtet wird, ist die viermalige Vorlage der einzelnen Kurven, viermaliges Herausnehmen und Zurückstellen der Packungen in den Medikamentenschrank zu addieren. Erfahrungswerte mit der durchschnittlichen zeitlichen Inanspruchnahme für das vierzeitige Herrichten ergeben bei einer durchschnittlich belegten 20-Betten-Station, auf der die Hälfte der Patienten nicht 4-mal, sondern nur morgens und abends oder nur 1-mal täglich Medikamente erhalten, 35 min für die Frühmedikation, 20 min mittags, 25 min nachmittags und 40 min für die Abendarznei. Diese täglichen 2 h addieren sich zu 14 Wochenstunden.

Rechnet man im traditionellen System bei gleicher Stationscharakteristik 50 min für den Nachtdienst, der die gesamte Tagesmedikation vorbereitet, und 30 min für die Spätschicht zur Portionierung der Nachtarznei, ist dies eindeutig kürzer. Allerdings müssen 4-mal flüssige Medikamente zusätzlich hergerichtet werden, was mit jeweils etwa 10 min gerechnet werden muss. Die Summe sind dann ebenfalls 2 h, somit 14 Wochenstunden.

Wenn das Herrichten aus einem Medikationsbuch oder von einer Medikationstafel her erfolgt, fällt zusätzlich eine wöchentliche Überprüfung der Übereinstimmung der Einträge mit den Kurven an, wozu 2 Pflegekräfte etwa 45 min benötigen, somit 1,5 Wochenstunden. Die Doppeleintragung ins Medikationsbuch, zum Kurveneintrag parallel erfolgende Eintragungen in Labor-, Röntgen- etc. Bücher addieren sich zu etwa 5 zusätzlichen Wochenstunden. Eine mit 12 Vollkräften gut ausgestattete Station leistet an Werktagen 2 Früh-, 2 Spät- und 2 Tagschichten. Zusammen mit der Nachtschicht und leichter personeller Reduktion an den Wochenenden summiert sich die Arbeitszeit auf etwa 375 h in der Woche. 6,5 nicht notwendige Arbeitsstunden zur „doppelten Buchführung" entsprechen zwar nur etwa 1,7% gewonnener Arbeitszeit, rechnet man allerdings die Qualitätsverbesserung durch gewachsene Abgabesicherheit und Kompetenzzuwachs des Pflegepersonals hinzu, ist dies eine billig erworbene beachtliche Leistungssteigerung. Bei schlechterer personeller Besetzung wächst der prozentuale Gewinn sogar noch an.

Ein Nachteil der Zentrierung der Dokumentation auf die Stationskurve ist allerdings die von allen Beteiligten zu fordernde Disziplin im Verfügbarhalten der Kurven. Wenn mehrere Mitarbeiter und verschiedene Berufsgruppen in die Kurve dokumentieren, sind lange „Kurvenabwesenheiten", zum Beispiel bei Visiten, kontraproduktiv. Eine Verbesserung der Zugänglichkeit zur Zentral-Kurve ist erst durch eine EDV-gestützte Kurvenführung zu erzielen, wenn sie von verschiedenen Orten bzw. Terminals aus gleichzeitig gelesen und bearbeitet werden kann. Dies wird sicherlich die Aufgabe der nächsten Jahre werden.

Das viermalige Herrichten der Medikation und die Handlungseinheit des Herrichtenden mit dem Abgebenden sind Teil des Bemühens, die Kompetenz des Pflegepersonals im therapeutischen Prozess zu stärken. Ohne dass notwendige hierarchische Strukturen aufgeweicht werden müssen ist mit Bereichs-, Bezugs- und Betreuungspflege eine stärkere Position jeder Pflegekraft im therapeutischen Team möglich. Dazu gehört auch die Teilnahme an den ärztlich zu treffenden Entscheidungen über Medikationen, die in einem gut arbeitenden Team verständlich gemacht werden und damit von allen innerlich übernommen werden können. In Wirkungen wie Nebenwirkungen der Medikationen kompetentes Pflegepersonal bedeutet einen Qualitätssprung in der therapeutischen Arbeit, wozu die stärkere verantwortende Einbindung in das Management der Medikationen beiträgt.

Literatur

1. BGH, NJW (1978) S 2337
2. Fischer H, Gerhardt EP, Räpple T, Schneider E, Thiele G, Ulmer HU (Hrsg) (1999) Management Handbuch Krankenhaus MHK. R. v. Decker, Heidelberg
3. Kunze H, Kaltenbach L (1994) Psychiatrie-Personalverordnung. Kohlhammer, Stuttgart
4. Pfalzklinik Landeck (1997) Handbuch Patientendokumentation. Pfalzklinikum für Psychiatrie und Neurologie, Klingenmünster
5. Schneider A (1998) Rechts- und Berufskunde für die Fachberufe im Gesundheitswesen. Berlin

Zusammenfassung der Diskussion

Die Durchführung einer Dokumentation kann vom Pflegepersonal problematisch gesehen werden, da sie mit erhöhtem bürokratischen Aufwand verbunden ist. Andererseits berichtete Prof. Steinberg, dass die hier vorgestellte Dokumentation beim Pflegepersonal eine hohe Akzeptanz hat, da der Pflegedienst von Anfang an in der Entwicklung der Dokumentationsbögen beteiligt gewesen sei.

Atypische Neuroleptika und bewältigungsorientierte Therapie in einem integrierten Schizophrenie-Behandlungskonzept

N. Müller, A. Schaub, B. Wolf, A. Kaiser, A. Gartenmaier, M. Riedel, H.-J. Möller

Zusammenfassung

In den letzten Jahren gab es in der Schizophrenie-Therapie zwei wichtige Fortschritte: Die Einführung einer breiten Palette atypischer Antipsychotika und die Ausarbeitung spezifischer, auf die Krankheitsbewältigung abzielender Therapieprogramme, die mit Informationsvermittlung über die Erkrankung und deren Therapiemöglichkeiten verbunden sind. Auf der Schizophrenie-Spezialstation wird ein integratives Therapiekonzept, welches individual- und gruppentherapeutische Interventionen mit dem Einsatz moderner Antipsychotika verbindet, erprobt. Es wird eine Übersicht über die eingesetzten Antipsychotika während des stationären Aufenthaltes und zum Zeitpunkt der Nachuntersuchung nach einem Jahr gegeben und erste Ergebnisse der katamnestischen Untersuchung vorgestellt. Das Ergebnis der 1-Jahreskatamnese zeigt, wie bei vergleichbaren Untersuchungen, eine verminderte Rückfallhäufigkeit bei den Patienten, die an dem Therapieprogramm teilgenommen haben. Die Übersicht über die Psychopharmakatherapie erbringt, dass atypische Antipsychotika bei über 70% der Patienten eingesetzt werden, wobei dieser Anteil im weiteren Behandlungsverlauf noch ansteigt.

Einleitung

Die Behandlungsangebote für Patienten mit schizophrenen Störungen haben sich in den letzten Jahren differenziert, erweitert und verbessert. Die gemeindenahen ambulanten Behandlungsangebote dehnten sich im Sinne einer Versorgungsstruktur und -kette deutlich aus. Auch die Anzahl der Schizophrenie-Spezialstationen nahm in Deutschland in den letzten 10 Jahren erheblich zu [17]. Parallel zu den Depressions-Spezialstationen [22] verbinden diese integrativen Spezialstationen psychopharmakologische und psychotherapeutische Behandlungsansätze, wobei auch Beschäftigungs- und Arbeitstherapie, Milieutherapie und Sozialarbeit von Bedeutung sind. Die Mehrzahl der Schizophrenie-Spezialstationen sind verhaltenstherapeutisch ausgerichtet. Neben dem Training sozialer Fertigkeiten und kognitiver Funktionen haben psychoedukative bzw. bewältigungsorientierte Ansätze in der Behandlung schizophrener Psychosen an Bedeutung gewonnen [15, 18].

Die Angehörigen werden über Angehörigengruppen oder Familienbetreuung in die Behandlung einbezogen. Aktuelle Studien belegen die Überlegenheit eines solchen bifokalen Vorgehens, d. h. einer Kombination von patienten- und angehörigenbezogenen psychoedukativen Interventionen gegenüber einer rein psychiatrischen Behandlung ohne derartige Angebote (z. B. Bäuml et al. [1]). In anderen Studien zeigt sich, dass umfangreiche, auf verschiedene Bereiche bezogene Interventionen (z. B. kognitive Therapie, Psychoedukation, Bezugspersonenberatung) einem enggefassten Therapiekonzept überlegen sind (z. B. Buchkremer et al. [4]).

Atypische Neuroleptika haben in den letzten Jahren in der Behandlung schizophrener Störungen an Bedeutung gewonnen, wobei diese insbesondere in Hinblick auf ihre Verträglichkeit und die Lebensqualität der Patienten positiv bewertet werden. Therapieresistenz gegenüber klassischen Neuroleptika stellt ein wichtiges Indikationsgebiet für die atypischen Neuroleptika dar, deren Effektivität vor allem für Clozapin, bisher aber kaum für die neueren Atypika untersucht ist [6, 12, 21]. Wie kontrollierte Untersuchungen gezeigt haben, sind atypische Neuroleptika (Amisulprid, Clozapin, Olanzapin, Quetiapine, Risperidon, Sertindol, Ziprasidon) gegenüber den klassischen Neuroleptika effizienter in der Behandlung der schizophrenen Negativsymptomatik, sodass eine vorherrschende Negativsymptomatik ein weiteres Indikationsgebiet für die Therapie mit atypischen Neuroleptika darstellt [2, 3, 5, 7, 9, 23].

Kontrovers wird nach wie vor diskutiert, für welche Neuroleptika der Begriff „atypisch" gerechtfertigt ist. Wenngleich eine Einigung auf eine verbindliche Definition bisher nicht erzielt werden konnte, sprechen jedoch die klinische Effizienz, besonders im Hinblick auf die Negativsymptomatik, Therapieresistenz sowie geringere extrapyramidal-motorische Nebenwirkungen, aber auch das pharmakologische Rezeptorbindungsprofil für die Atypie [7]. Zum Zeitpunkt dieser Darstellung wurden Clozapin, Risperidon, Olanzapin, Sertindol, Zotepin und Amilsulprid als atypische Neuroleptika eingeordnet, Ziprasidon und Quetiapin standen für die Behandlung auf der Station nicht zur Verfügung.

Behandlungskonzept der Schizophrenie-Spezialstation der Münchner Psychiatrischen Universitätsklinik

Das Konzept der Spezialstation der Münchner Psychiatrischen Klinik der Ludwig-Maximilian-Universität wird im Folgenden näher beschrieben. Die Station umfasst 24 Betten, wobei im Durchschnitt etwa 80% der Patienten an einer schizophrenen Störung erkrankt sind.

Diese integrative Schizophrenie-Spezialstation verbindet gezielt psychopharmakologische Therapien mit individual- und gruppentherapeutischen Interventionen, wobei die Schwerpunkte der einzelnen Therapieverfahren nach individuellen Gesichtspunkten der jeweiligen Patienten mit diesen zusammen geplant werden. Auch den Angehörigen der Patienten werden psychoedukative Gruppen angeboten. Erstmanifestationen bzw. Dauer der Krankheitsvorgeschichte, Akuität der Erkrankung, Ausprägung der Symptomatik – z. B. vorherrschende Negativ- bzw. Produktivsymptomatik – frühere Erfahrungen mit Therapien, die psychosoziale Situation und individuelle Bewältigungsressourcen bestimmen dabei das Therapieziel und die darauf abgestimmten psychotherapeutischen Interventionen.

Die Spezialisierung in einem multiprofessionellen Team bestehend aus Ärzten, Psychologen, Sozialpädagogen, Fachpflegepersonal, Beschäftigungs- und Ergotherapeuten, Bewegungs-, Musik- und Kunsttherapeuten ermöglicht zum einen eine breite Fächerung des Therapieangebotes, zum anderen den Erwerb und Einsatz spezifischer diagnostischer und therapeutischer Kompetenzen. Für die Patienten bedeutet dies neben dem breiten, spezifischen Angebot auch den Vorteil, dass Gruppeneffekte auf der Station den Bewältigungsprozess fördern und zu einem konstruktiven Krankheitskonzept, einer verbesserten Krankheitseinsicht und emotionalen Entlastung führen können. Begleitend wird eine wissenschaftliche Evaluation in einer kontrollierten randomisierten Studie durchgeführt [15, 19].

Pharmakotherapie

Auf dieser Schizophrenie-Spezialstation wird ein breites Spektrum von Patienten behandelt, das von solchen mit Ersterkrankung bis hin zu jenen mit ausgeprägter Negativsymptomatik reicht. Bevorzugt werden atypische Neuroleptika gegeben, da diese weniger extrapyramidalmotorische Nebenwirkungen und bessere Wirkungen auf Negativsymptome sowie das kognitive Funktionsniveau [11] haben als herkömmliche Präparate [8]. Besonders für Patienten mit Ersterkrankung spielt eine positive Medikamentenerfahrung eine zentrale Rolle für die weitere Compliance, die wiederum für die Rückfallprophylaxe und die Lebensqualität der Patienten bedeutsam ist [15].

Psychotherapie

Die kognitiv-behaviorale, bewältigungsorientierte Gruppentherapie [14] bildet den psychotherapeutischen Hauptpfeiler. Im Gegensatz zu rein psychoedukativen Ansätzen ist diese Therapie besonders auf Stressbewältigung und den Aufbau positiver Ressourcen ausgerichtet. Der Vermittlung eines funktionalen Krankheitskonzeptes kommt in diesem Therapieansatz eine zentrale Bedeutung zu. Dieses umfasst alle krankheitsbezogenen Kognitionen, die dem Patienten helfen, seine Krankheit zu verstehen und zu realisieren, wie er diese positiv beeinflussen kann. Das Vulnerabilität-Stress-Bewältigungs-Modell [13, 24] wird ausführlich diskutiert und mit der subjektiven, individuellen Lebensgeschichte jedes Patienten in Zusammenhang gebracht.

Die Psychoedukation wird interaktiv gestaltet: die Erfahrungen und Kenntnisse der Betroffenen werden mit dem Fachwissen der Gruppenleiter über die Erkrankung, ihre Behandlungsmöglichkeiten und ihre Rückfallprävention verknüpft. Wesentlich ist hierbei auch der ressourcenorientierte Ansatz sowie die Fokussierung auf Bewältigungsstrategien im Umgang mit der Erkrankung sowie mit kritischen Lebensereignissen und alltäglichen Belastungen. Im Rahmen des Stressmanagements werden die Patienten zur Identifikation von Belastungen in verschiedenen Lebensbereichen und zur Analyse belastender Situationen im Hinblick auf physiologische, kognitive, emotionale und verhaltensbezogene Parameter angeleitet. Möglichkeiten der Stressbewältigung umfassen Entspannungsübungen (z.B. Progressive Muskelrelaxation), den Aufbau von Bewältigungsstrategien, kognitive Verfahren wie Problemlösen und kognitive Umstrukturierung sowie das Training sozialer Kompetenzen. Gemeinsam mit den Patienten wird zudem ein Krisenplan erarbeitet (z.B. Schulung in der Wahrnehmung von Frühwarnsignalen etc.). Die Förderung von Gesundheitsverhalten und der Aufbau positiver Aktivitäten (z.B. Freizeitgestaltung) sollen zur weiteren Stabilisierung des Patienten beitragen. Die Therapiegruppen werden stationär mit 12 Sitzungen (2×wöchentlich) angeboten und ambulant mit 4 Boostersitzungen (1×monatlich) angeboten. Die Angehörigen werden – wenn das Einverständnis des Patienten vorliegt – zu psychoedukativen Gruppen mit 8 Terminen (vierzehntägig) eingeladen. Patienten mit ausgeprägten sozialen Defiziten können zusätzlich auch an Gruppen zum Training sozialer Fertigkeiten teilnehmen.

Erste Ergebnisse einer kontrollierten Studie zeigen eine niedrige Rückfallrate der Patienten in der 1- und 2-Jahres-Katamnese [19], die mit der anderer Evaluationsstudien zu psychoedukativen Interventionen (z.B. [1, 4]) vergleichbar sind. Diese Ergebnisse sprechen für die Effizienz eines kombiniert psychopharmakologisch-psychotherapeutischen Vorgehens bei schizophrenen Störungen.

Parallel zu den Gruppeninterventionen finden aber auch individuelle Gespräche mit Ärzten und Therapeuten statt, insbesondere bei Themen, die sich nicht für die Gruppe eignen. Diese Einzelgespräche stehen bei Patienten, die derzeit als nicht gruppenfähig eingeschätzt werden (z.B. zu akute psychotische Erkrankung, zu verminderte Belastbarkeit) im Vordergrund. Ein verständnisvolles, stützendes, aber auch stark strukturierendes Milieu auf der Station ist für den Großteil der Patienten von Bedeutung. Nicht zu unterschätzen ist, dass auf einer solchen Spezialstation schizophren Erkrankte ihre Erfahrungen im Sinne einer „Schicksalsgemeinschaft" austauschen können und Patienten anderer Diagnosegruppen nicht den Stationsalltag dominieren und sie ggf. ausgrenzen. Von diesem spezifischen Stationssetting profitieren unseres Erachtens insbesondere 2 Gruppen von Patienten: Patienten mit vorherrschender Negativsymptomatik, die auf anderen Stationen aufgrund ihrer Antriebsarmut, ihrer kognitiven Einschränkungen und ihres sozialen Rückzugs häufig Gefahr laufen, im täglichen Trubel „unterzugehen" und Patienten mit einer Erstmanifestation einer schizophrenen Psychose. Deshalb werden diese Patienten auch bevorzugt auf diese Station aufgenommen. Diese Auswahl beeinflusst selbstverständlich auch das psychopharmakologische Verordnungsverhalten, welches im Folgenden näher dargestellt wird.

Patientenbeschreibung

Das Verordnungsverhalten im stationären und ambulanten Kontext wird anhand einer Gruppe von 58 Patienten beschrieben, die von 1998 bis 1999 an der Evaluationsstudie zur Überprüfung der Effektivität der bewältigungsorientierten Therapie [14] teilgenommen haben und im Rahmen der 1-Jahres-Katamnese nachuntersucht wurden. 81% von ihnen wurden von der Spezialstation rekrutiert. Die folgende Beschreibung bezieht sich auf die Eingangsdaten der Teilnehmer. Die Patienten wurden nach DSM-IIIR diagnostiziert. Die überwiegende Mehrzahl (n = 42; 72,4%) der Patienten wurde als paranoid diagnostiziert. Fünf Patienten (8,6%) hatten die Diagnose einer schizoaffektiven Psychose, 4 Patienten (6,9%) wurden dem residualen Typus, 3 Patienten (5,2%) dem desorganisierten Typus und 2 Patienten (3,4%) dem katatonen Typus zugeordnet. Bei jeweils einem Patienten wurde eine undifferenzierte Schizophrenie bzw. eine schizophrenieforme Störung diagnostiziert.

Diese 58 Patienten verteilten sich etwa gleich auf beide Geschlechter (30 w, 28 m). Das Durchschnittsalter betrug 35,6±12 Jahre, die durchschnittliche Erkrankungsdauer 8,4±9,3 Jahre. Daraus ergibt sich ein durchschnittliches Alter bei Erkrankungsbeginn von 27,5±9,4 Jahren. Die kumulative Dauer der stationären Behandlung betrug 8,0±8,9 Monate. Insgesamt gesehen waren die Patienten im Durchschnitt 4,0-mal stationär, wobei sich eine deutliche Streuung der Einzelwerte (SD = 4,1) abzeichnet. Entsprechend des oben dargestellten Konzeptes waren von den 47 Patienten der Station mehr als 40% Erst- oder Zweitaufnahmen (20 von 47), für 9 Patienten war es der dritte, für jeweils 5 Patienten der vierte bzw. fünfte Aufenthalt. Jeweils 1 Patient war zum siebten, achten, zwölften oder sogar zum 25. Mal stationär. Für jeweils 2 Patienten war es der neunte bzw. dreizehnte Aufenthalt. Es lässt sich ersehen, dass einerseits ein hoher Anteil stationärer Erstaufnahmen, andererseits aber auch ein hoher Anteil chronifizierter Patienten aufgenommen wurde – für letztere war meist die Therapieresistenz oder die ausgeprägte Negativsymptomatik der Zuweisungsgrund auf die Spezialstation.

Pharmakotherapie

Im Folgenden wird das pharmakologische Verordnungsverhalten näher charakterisiert.

Die stationäre medikamentöse Therapie wurde vier Kategorien zugeteilt: a) nur klassische Neuroleptika, b) klassische und atypische Neuroleptika,

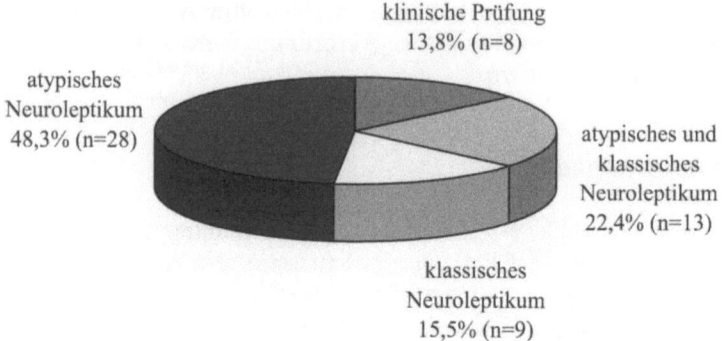

Abb. 1. Stationäre medikamentöse Therapie: Anteile klassischer und atypischer Neuroleptika [17]

c) nur atypische Neuroleptika, d) klinische Prüfung. Letztgenannte Kategorie bezieht sich auf die Patienten, die an Pharmakotherapie-Studien teilnahmen und deren Medikation aufgrund der Studienbedingungen (doppelblind) nicht bekannt waren. Die Durchführung dieser Studien erscheint uns wesentlich, um die psychopharmakologische Behandlung weiter zu optimieren.

Abbildung 1 veranschaulicht das Verteilungsmuster der psychopharmakologischen Präparate, wonach die Mehrzahl (48,3%) ausschließlich mit einem atypischen Neuroleptikum und 22,4% mit atypischen Neuroleptika in Kombination mit einem klassischen Neuroleptikum behandelt wurden. Eine deutlich geringere Anzahl von Patienten (15,5%) war auf ein klassisches Neuroleptikum eingestellt oder (13,8%) nahm an doppelblind durchgeführten Pharmakotherapie-Studien teil.

Die folgende Abbildung zeigt, auf welche atypischen Neuroleptika sich die Verordnungen in welcher Häufigkeit verteilen. Clozapin (47,8%) wurde am häufigsten verordnet, es folgen Olanzapin, Risperidon und deutlich seltener Amisulprid, Sertindol und Zotepin.

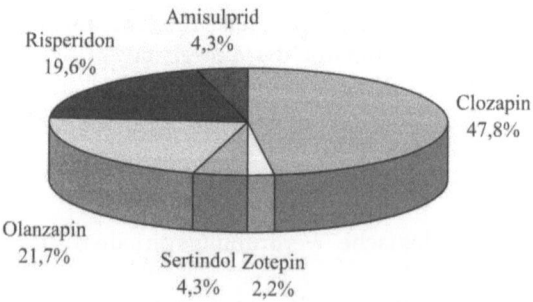

Abb. 2. Anteil der verschiedenen eingesetzten atypischen Neuroleptika in der stationären Behandlung [17]

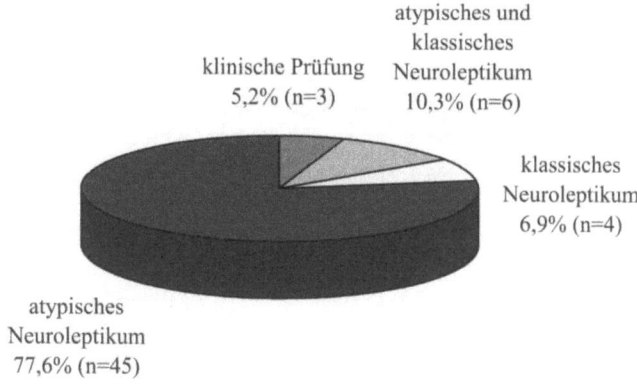

Abb. 3. Anteil klassischer und atypischer Neuroleptika in der 1-Jahres-Katamnese [17]

Die Patienten wurden im Rahmen der Therapieevaluation der bewältigungsorientierten Therapie über einen Zeitraum von 2 Jahren untersucht. Abbildung 3 gibt einen Überblick über das Verteilungsmuster der klassischen und atypischen Neuroleptika bei dem einjährigen Katamnesezeitpunkt. Der Anteil der Patienten, die ausschließlich mit einem atypischen Neuroleptikum behandelt werden, ist auf 78% angestiegen. Nur noch 10% werden zusätzlich mit einem klassischen Neuroleptikum behandelt und nur noch 7% ausschließlich mit einem klassischen Neuroleptikum.

Abbildung 4 veranschaulicht, auf welche atypischen Neuroleptika sich die Verordnungen in welcher Häufigkeit verteilen. Clozapin wird bei mehr als der Hälfte der Patienten (50,9%) verordnet, dann folgt wie in Abbildung 2 Olanzapin und Risperidon. Amisulprid hat an Bedeutung gewonnen. Sertindol – während des Untersuchungszeitraums aus dem Handel gezogen – ist nicht mehr vertreten.

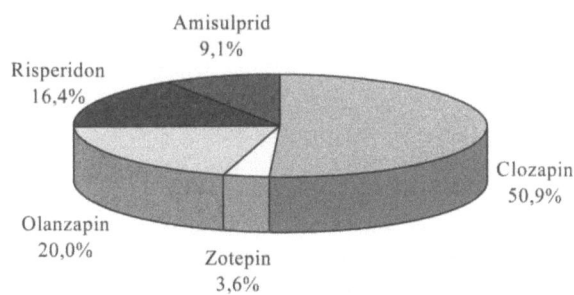

Abb. 4. Anteil der verschiedenen eingesetzten atypischer Neuroleptika in der 1-Jahres-Katamnese [17]

Diskussion

Die in dieser Studie erfassten Verordnungsgewohnheiten, sowohl im stationären Bereich der Universitätsklinik sowie in der ambulanten Weiterbetreuung geben mit einem sehr hohen Anteil an Atypika, der zwischen 70 und 90% liegt, kein repräsentatives Bild der Schizophreniebehandlung in Deutschland.

Atypische Neuroleptika werden zu einem überproportional großen Anteil verschrieben. Aus den Daten ist erkennbar, dass zum Zeitpunkt der 1-Jahres-Katamnese die Verordnung der atypischen Neuroleptika sogar noch weiter zugenommen hat, während der Anteil der Atypika – auch aus Kostengründen – in den meisten Praxen niedergelassener Psychiater und Nervenärzte deutlich niedriger liegt. Ein großer Teil der Patienten, die an dieser Studie teilnahmen, wurde durch die Ambulanz der Klinik betreut, die bisher nicht demselben Kostendruck ausgesetzt ist.

Es bekamen bereits über 70% der Patienten bei Entlassung aus der stationären Behandlung entweder ein atypisches Neuroleptikum in Monobehandlung, oder aber die Kombination aus einem atypischen und einem klassischen Neuroleptikum. Insbesondere bei therapieresistenten Verläufen schizophrener Psychosen ist es aus klinischer Sicht gelegentlich unumgänglich, eine solche Kombination vorzunehmen. Auffallend ist, dass der Anteil der Verordnungen von atypischen Neuroleptika im Verlaufe der ambulanten Therapie im Jahr nach Entlassung noch ansteigt.

Nahezu 90% der auf der Schizophrenie-Station behandelten Patienten erhalten nach einem Jahr ein atypisches Neuroleptikum, stark überwiegend in Monotherapie, gelegentlich in Kombination mit einem klassischen Neuroleptikum. Dies ist nicht alleine dadurch erklärbar, dass der Anteil der an einer klinischen Prüfung teilnehmenden Patienten – die dann auf ein anderes Neuroleptikum eingestellt werden – im Verlaufe dieses Jahres auf 1/3 des ursprünglichen Anteils zurückgegangen ist.

Zum einen nahm im Verlauf des einen Jahres der Nachbeobachtung vermutlich die Verschreibung von atypischen Neuroleptika generell zu, zum anderen mögen aber auch gerade die Patienten, die im Rahmen der psychoedukativen Betreuung besonders gut informiert waren, empfindlicher auf das Auftreten von Nebenwirkungen der klassischen Neuroleptika reagieren und von sich aus auf eine Verschreibung von atypischen Neuroleptika hinwirken.

Eine Abnahme war auch – im Vergleich zum Entlassungszeitpunkt – bei den mit Clozapin behandelten Patienten zu verzeichnen, während die Verordnung neuerer Atypika anstieg. Eine Erklärung hierfür wäre die zunehmend breitere Palette der zur Verfügung stehenden atypischen Neuroleptika, die das mit Agranulozytoserisiko behaftete Clozapin ersetzen, aber auch die stärkere Vertrautheit mit der Anwendung der Atypika. Es ist zu vermuten, dass Information, Psychoedukation und Angehörigenarbeit mit zu der erniedrigten Rückfallrate der Patienten beitragen [15, 16, 19], andererseits ist auch zu vermuten, dass die Patienten, die an der Katamneseuntersuchung teilnahmen, eine Positivselektion darstellen. Inwieweit das günstigere Spektrum an unerwünschten Nebenwirkungen der atypischen Neuroleptika im Einzelnen dazu beiträgt, wird Gegenstand einer weitergehenden Analyse dieser Daten sein.

Danksagung

Diese Studie wurde mit der Unterstützung von Eli Lilly Foundation, Bad Homburg, Deutschland durchgeführt.

Literatur

1. Bäuml J, Pitschel-Walz G, Kissling W (1998) Psychoedukative Gruppen bei schizophrenen Psychosen unter stationären Behandlungsbedingungen – Ergebnisse der PIP-Studie, aktueller Stand, Ausblick. In: Binder W, Bender W (Hrsg) Angehörigenarbeit in der Psychiatrie. Standardbestimmung und Ausblick. Claus Richter, Köln, S 123–172
2. Beasley CM, Tollefson G, Tran PV, Satterlee WG (1996) Olanzapin versus placebo and haloperidol. Acute phase results of the North American double-blind olanzapine trial. Neuropsychopharmacology 14:111–123
3. Boyer P, Lecrubier Y, Puech AJ, Dewailly J, Aubin F (1995) Treatment of negative Symptoms in schizophrenia with amisulpiride. Br J Psychiatry 166:68–72
4. Buchkremer G, Klingberg S, Holle R, Schulze Mönking H, Hornung WP (1997) Psychoeducational psychotherapy for schizophrenic patients and their key relatives or caregivers: results of a 2-year follow-up. Acta Neurol Scand 96:483–491
5. Marneros A (1995) Schizophrene negative Symptomatik: Therapieergebnisse mit Clozapin. In: Naber D, Müller-Spahn F (Hrsg) Clozapin. Pharmakologie und Klinik eines atypischen Neuroleptikums. Erfahrungen bei Therapieresistenz, Minussymptomatik, Rezidivprophylaxe und Langzeitbehandlung. Springer, Heidelberg New York, S 53–61
6. Meltzer HY (1992) Dimensions of outcome with clozapine. Br J Psychiatry 17 (Suppl): 46–53
7. Möller HJ (1998) Atypische Neuroleptika: Definitionsprobleme, Wirkungsmechanismen und Wirksubstanzen. In: Möller HJ, Müller N (Hrsg) Schizophrenie – Moderne Konzepte zu Diagnostik, Pathogenese und Therapie. Springer, Wien New York, S 207–226
8. Möller HJ, Müller N (1999) Therapie mit atypischen Neuroleptika. Steinkopff, Darmstadt
9. Möller HJ, Müller H, Borison RL, Schooler NR, Choninard G (1995) A path-analytical approach to differentiate between direct and indirect drug effects on negative symptoms in schizophrenia patients. A re-evaluation of the North America risperidone study. Eur Arch Psychiatry Clin Neurosci 245:45–49
10. Müller N, Froschmayr S, Riedel M, Möller (1999a) Therapie mit atypischen Neuroleptika in der Universitätsklinik. In: Möller H.-J., Müller N. (Hrsg) Therapie mit atypischen Neuroleptika. Steinkopff Verlag Darmstadt, pp 109–116
11. Müller N, Schaub A, Riedel M, Möller HJ (1999b) Kognitive Funktionen als Prognosekriterien des Krankheitsverlaufs bei schizophrenen Störungen. In: Fegert J.M. (Hrsg) Atypische Neuroleptika in der Jugendpsychiatrie. Schattauer Verlag, pp 207–218
12. Naber D, Hippius H (1994) Indikation, Wirksamkeit und Verträglichkeit von Clozapin – Klinische Erfahrungen bei 1058 stationären Behandlungen. In: Naber D, Müller-Spahn F (Hrsg) Clozapin. Pharmakologie und Klinik eines atypischen Neuroleptikums. Neuere Aspekte der klinischen Praxis. Springer, Heidelberg New York, S 91–101
13. Nuechterlein KH (1987) Vulnerability models for schizophrenia: State of the art. In: Häfner I, Gattez WF, Janzarik W (Hrsg) Search for the causes of schizophrenia. Springer, Berlin Heidelberg New York

14. Schaub A (1997) Bewältigungsorientierte Gruppentherapie bei schizophren und schizoaffektiv Erkrankten und ihren Angehörigen. In Trenckmann U, Lasar M (Hrsg) Psychotherapeutische Strategien der Schizophreniebehandlung. Pabst Science Publishers, Lengerich Berlin, S 95–120
15. Schaub A (1998a) Cognitive-behavioral coping-orientated therapy: A new treatment model for clinical service and research. In: Perris C, McCorry P (eds) Cognitive Psychotherapy of Psychotic and Personality Disorders: Handbook of Theory and Practice. Wiley & Sons, Chichester, pp 91–109
16. Schaub A (1998b) Zur Beziehung von sozialer Anpassung und Lebensqualität bei schizophren Erkrankten. In: Möller HJ, Müller N (Hrsg) Schizophrenie – Moderne Konzepte zu Diagnostik, Pathogenese und Therapie. Springer, Wien New York, S 283–298
17. Schaub A (2000) Spezialstationen in der Behandlung schizophrener Psychosen – historischer Hintergrund und aktuelle Situation in Deutschland. In: Möller HJ (Hrsg) Therapie psychiatrischer Erkrankungen. Enke, Stuttgart, S 288–294
18. Schaub A, Andres K, Schindler F (1996) Psychoedukative und bewältigungsorientierte Gruppentherapien in der Schizophreniebehandlung. Psycho 22:713–721
19. Schaub A, Wolf B, Froschmayr S, Gartenmaier A (1999) Coping-orientated therapy in schizophrenia: Implementation and first results. Proceedings of the XI World Congress of Psychiatry, Hamburg, August 6–11, 1999, Volume II, p 169
20. Schaub A, Wolf B, A. Kaiser, A. Gartenmaier, N. Müller, H.J. Möller (in preparation) Description of a specialized treatment unit for schizophrenia integrating psychopharmacological and cognitive-behavioral strategies
21. Spivak B, Mester R, Abesgaus J, Wittenberg N, Adlersberg S, Gonen N, Weizman A (1997) Clozapine treatment for neuroleptiv-induced tardive dyskinisia, parkinsonism and chronic akathisia in schizophrenic patients. J Clin Psychiatry 58:318–322
22. Wolfersdorf M, AK Depressionsstationen (1997) Depressionsstationen – ein Überblick zum Stand 1996. In: M. Wolfersdorf (Hrsg.) Depressionsstationen/Stationäre Depressionsbehandlung. Springer, Berlin Heidelberg, S 1–13
23. Zimbroff D, Kane J, Tamminga C, Daniel DG, Mack RJ, Wozniak PJ, Sebreee TB, Wallin BA, Kashkin KB (1997) Controlled dose-response study of sertindole and haloperidol in the treatment of schizophrenia. Am J Psychiatry 154:782–791
24. Zubin J, Spring B (1977) Vulnerability – a new view of schizophrenia. J Abnorm Psychol 86:103–126

Zusammenfassung der Diskussion

Die Einrichtung einer Schizophrenie-Spezialstation ist nur an größeren psychiatrischen Kliniken möglich, denn ein solches spezialisiertes Therapieangebot überfordert kleine psychiatrische Versorgungseinheiten. Zugleich ist heute bekannt, dass ein adäquates, differenziertes und intensives Therapieangebot mit einer günstigen Prognose verknüpft ist.

Gegenstand kontroverser Diskussionen war die Frage, ob psychiatrische Patienten in einem größeren psychiatrischen Krankenhaus oder besser in einer kleinen psychiatrischen Abteilung eines Allgemeinkrankenhauses untergebracht werden sollten.

Der Vorteil einer kleinen psychiatrischen Abteilung in einem Allgemeinkrankenhaus besteht darin, dass die Patienten gemeindenah behandelt werden können. Auch die psychiatrische Stigmatisierung wird in einer solchen Abteilung weniger deutlich ausfallen. Experten schlagen vor, dass eine solche psychiatrische Abteilung mindestens 25–30 Betten haben sollte. Der Nachteil einer solchen kleinen Abteilung besteht darin, dass die Flexibilität der Unterbringung (d.h. z.B. eine Verlegung vom geschlossenen in den offenen Bereich) eingeschränkt ist. Auch die flexible Unterbringung von akuten und chronischen Patienten ist in einem größeren psychiatrischen Krankenhaus einfacher möglich. Außerdem ist in einem größeren Krankenhaus eher gewährleistet, dass die psychiatrische Behandlung auf dem neuesten Stand durch hierarchische Supervisionsstrukturen gewährleistet werden kann. Für eine Weiterbildungseinrichtung sind mindestens 80 Patientenbetten erforderlich.

Maßnahmen zur optimalen Versorgung schizophrener Patienten – Der Beitrag der Krankenhausapotheke zu Qualitätssicherung und zum Qualitätsmanagement im Psychiatrischen Krankenhaus

H. Reinbold

Zusammenfassung

Die bisherigen Erfahrungen auf dem Sektor der Psychopharmakotherapie lassen eindeutig erkennen, dass unabhängig vom gesetzlichen Auftrag qualitätssichernde Maßnahmen zwingend erforderlich sind. So erweisen sich grundsätzlich spezielle Informations- und Beratungsleistungen des psychopharmakologisch erfahrenen Krankenhausapothekers rund um das Arzneimittel als ein hochwirtschaftlicher Beitrag zur Therapiesicherheit und sind von unschätzbarem Wert im Rahmen der medizinischen Qualitätssicherung. Die vielfältigen Möglichkeiten zur optimalen medikamentösen Versorgung schizophrener Patienten, die als Beitrag der Krankenhausapotheke zur Qualitätssicherung im Psychiatrischen Krankenhaus geleistet werden können, werden beschrieben. Hierbei stellen gemeinsame ärztlich-pharmazeutische Visiten eine besonders wirksame Maßnahme zur Qualitätssicherung dar. Aber auch die kontinuierliche Beratung des Patienten unter Mitbeteiligung des Krankenhausapothekers sollte Vorrang haben.

Eine überlegt durchgeführte Qualitätssicherung hilft die Qualität einer Behandlung zu sichern, sie zu optimieren und Außenstehenden gegenüber transparent zu machen.

Einleitung

Die meisten Krankenhausapotheken fungieren inzwischen als etabliertes Dienstleistungszentrum und erbringen bereits zahlreiche Leistungen mit einem hohen Nutzenpotential für die Klinikfachabteilungen. Die wesentlichsten sind in der Abbildung 1 zusammenhängend dargestellt. Deren Rentabilität ist zweifellos gesichert, wie diverse Analysen und Statistiken belegen.

Insbesondere spezielle Informations- und Beratungsleistungen rund um das Arzneimittel erweisen sich als ein hochwirtschaftlicher Beitrag zur Therapiesicherheit und sind von unschätzbarem Wert im Rahmen der medizinischen Qualitätssicherung. Dadurch können unnötige Folgekosten durch Heilungsverzögerungen oder sogar Komplikationen vermieden werden.

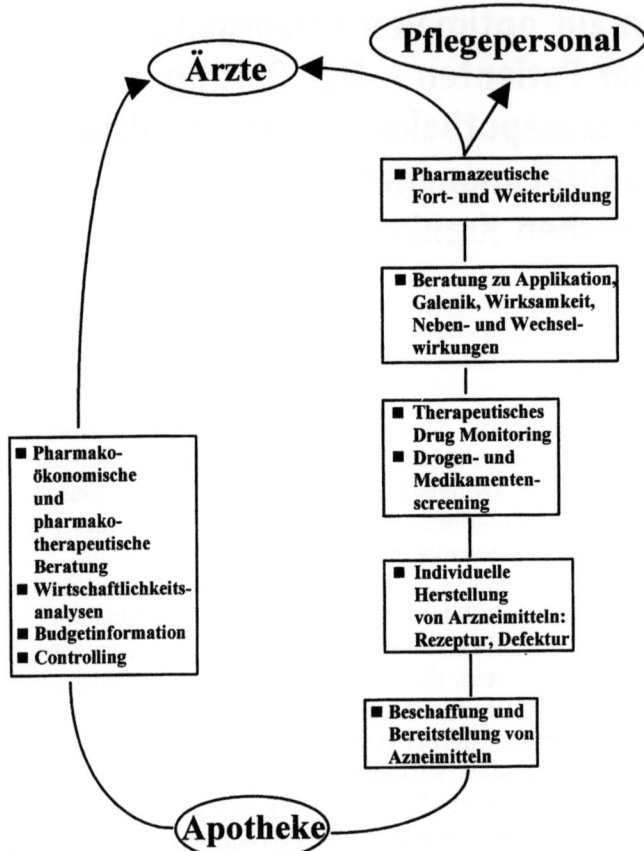

Abb. 1. Grundsätzliches Leistungsprofil einer Krankenhausapotheke

Das prinzipielle Ziel einer rationalen medikamentösen Therapie muss es also sein, ein Maximum an therapeutischer Wirkung bei einem Minimum an unerwünschten Nebenwirkungen zu erreichen. Bei einer Behandlung mit Psychopharmaka, die ein wichtiges Instrument psychiatrischer Therapie sind, kann es jedoch besonders schwierig sein, dieses obligate Ziel zu erlangen. Dies ist zum Teil damit zu erklären, dass Psychopharmaka gestörte neuronale Funktionen in einem hochkomplizierten Netzwerk neuronaler Systeme regulierend beeinflussen sollen. Hinzu kommt, dass hinsichtlich Wirkung und Verträglichkeit die erforderlichen Arzneimitteldosen von Patient zu Patient um ein Mehrfaches variieren können. Daher müssen prinzipiell die Dosierungen von Psychopharmaka stets sorgfältig und individuell auf den einzelnen Patienten entsprechend dem klinischen Verlauf abgestimmt werden.

Die Anwendung von Psychopharmaka, insbesondere von Neuroleptika, erfordert vom Therapeuten auch ein fundiertes pharmakologisches Grund-

Tabelle 1. Mögliches Maßnahmenspektrum zur Verbesserung der medikamentösen psychiatrischen Behandlungsqualität

---

Gemeinsame ärztlich-pharmazeutische Visiten
Mitwirken bei der Erstellung individueller Therapiepläne
Kosten-Nutzen-Analyse beim Einsatz neuer Neuroleptika
Beantwortung ärztlicher Anfragen zur Pharmakotherapie unter Zuhilfenahme medizinischer Datenbanken
Therapeutisches Drug-Monitoring
Teilnahme an Qualitätszirkeln
Tätigkeit in der Arzneimittelkommission
Mitwirkung bei der Beurteilung klinischer Prüfungen
Fortführung von im Krankenhaus begonnenen Therapien mit innovativen Präparaten im ambulanten Bereich: Spannungsfeld Klinik versus niedergelassene Ärzte – Zusammenarbeit mit niedergelassenen Nervenärzten
Mitbeteiligung bei der Erfassung unerwünschter Arzneimittelwirkungen unter Neuroleptika
Verstärkte pharmazeutische Betreuung sowie verbesserte Aufklärung des Patienten (direkte Patientenberatung, Durchführung von Patientenberatungsseminaren)
Zusammenarbeit mit und Beratung der Angehörigen psychisch Kranker
Innerbetriebliche Fortbildung des Pflegepersonals
Praxisnahe Weiter- und Fortbildung der Ärzte

---

wissen, eine differenzierte Indikationsstellung und eine präzise Abwägung des Nutzen-Risiko-Verhältnisses. Durch gesicherte Präparatekenntnisse lernt der Therapierende deren individuelle Besonderheiten kennen und kann viel besser zwischen vermeidbaren und nicht vermeidbaren Nebenwirkungen, zwischen Krankheitssymptomen und Arzneimittelbegleitwirkungen unterscheiden und Zeichen von Über- bzw. Unterdosierung erkennen.

Die bisherigen Erfahrungen auf dem Sektor der Psychopharmakotherapie lassen eindeutig erkennen, dass unabhängig vom gesetzlichen Auftrag qualitätssichernde Maßnahmen, die auch eine vergleichende Prüfung der Behandlungsqualität und der Behandlungsergebnisse einschließen, zwingend erforderlich sind.

Es stellt sich nun die Frage, inwieweit und mit welchen Möglichkeiten auch der psychopharmakologisch erfahrene Krankenhausapotheker einen entsprechenden Beitrag zur optimalen medikamentösen Versorgung schizophrener Patienten leisten kann.

Wie allerdings eigene, langjährige Erfahrungen zeigen, kann diese Leistung nur in einer vertrauensvollen partnerschaftlichen interdisziplinären Kooperation erreicht werden.

Die vielfältigen möglichen Maßnahmen zur Optimierung der medikamentösen psychiatrischen Behandlungsqualität (Qualitätssicherung), die im Folgenden teils näher beschrieben werden, sind in Tabelle 1 zusammenhängend dargestellt.

Gemeinsame ärztlich-pharmazeutische Visiten

Eine besonders wirksame Maßnahme zur Qualitätssicherung im psychiatrischen Krankenhaus stellen gemeinsame ärztlich-pharmazeutische Visiten dar. In der Durchführung besteht eine enge Anlehnung an die konventionelle Form einer den Patienten aufsuchenden, ihn befragenden Visite. Der Patient wird darauf aufmerksam gemacht, dass sich die Visite nicht nur im Beisein von ärztlichen und therapeutischen Mitarbeitern, sondern eben in diesem Fall auch von einem psychopharmakologisch erfahrenen Apotheker vollzieht. Er bekommt dann Gelegenheit, eigene Probleme mit der medikamentösen Behandlung zu schildern (Rückmeldung von Ergebnisindikatoren), und ggf. werden unmittelbar erfolgende Veränderungen in der medikamentösen Therapie gleich an Ort und Stelle erläutert (Verbesserung der Prozessqualität). Auf einer Visitennachbesprechung diskutieren Pharmazeut, Fach- und Assistenzarzt Hintergründe, Stand und weiteres Vorgehen in der psychopharmakologischen Behandlung (mit dem Ziel einer Optimierung der Ergebnisqualität).

Die Vorteile der hier skizzierten ärztlich-pharmazeutischen Visiten liegen auf mehreren Ebenen. Sehr unmittelbar patientenbezogen wird eine verbesserte Akzeptanz durch verbesserte Information beobachtet. Indem der Patient die Möglichkeit erhält, eine zweite Meinung einzuholen, wird ihm eine verbesserte Entscheidungsmöglichkeit hinsichtlich seiner Einstellung zur medikamentösen Behandlung eingeräumt. Das gezielte Erfragen von Nebenwirkungen signalisiert ihm, dass seine Behandler durchaus kritisch an Möglichkeiten und Grenzen der medikamentösen Beeinflussung der Erkrankung herangehen. Ein weiterer Gesichtspunkt des Nutzens ärztlich-pharmazeutischer Visiten stellt sich im Hinblick auf die Notwendigkeit zur Qualitätssicherung im psychiatrischen Krankenhaus dar. Dabei sind ärztlich-pharmazeutische Visiten nicht nur eine nach außen vorzeigbare Form von Qualitätssicherung, sondern bewirken, und das ist ihr eigentlicher Kern, eine verbesserte Behandlungsqualität im Inneren der psychiatrischen Klinik.

Psychopharmakologische Probleme beim Einsatz von Antipsychotika im psychiatrischen Krankenhaus

Nachfolgend sei nun die Erfahrung des Autors zu häufigen, von ihm beobachteten Problemen im praktischen Einsatz von Antipsychotika in den psychiatrischen Kliniken berichtet (siehe auch Tabelle 2).

Es kann durchaus sinnvoll sein, Neuroleptika zu kombinieren, die sich in ihren klinischen Wirkungsprofilen wesentlich unterscheiden. Beispielsweise bei erregten schizophrenen Patienten kann es therapeutisch äußerst vorteilhaft sein, ein antipsychotisch hochpotentes Neuroleptikum mit einem schwachpotenten, aber ausgeprägt sedativ wirkenden Neuroleptikum zu kombinieren. Meist jedoch reicht ein Neuroleptikum aus. Es ist jedoch

Tabelle 2. Beobachtungen, Fragen und Probleme beim praktischen Einsatz von Antipsychotika im Rahmen ärztlich-pharmazeutischer Visiten

---

Mehrfachkombination von Neuroleptika
Zu schneller Neuroleptika-Präparatewechsel
Zu häufige Arzneimittelgabe
Notwendiger Präparatewechsel auf Grund ausgeprägter Nebenwirkungen
Arzneimittelumstellungsprobleme
Dosierungsproblematik (Dosishöhe, Dosierungsintervall)
Therapeutisch ungünstige Interaktionen (pharmakokinetisch, pharmakodynamisch)
Kombination von Neuroleptika mit anderen psychotropen Substanzen
Therapie mit Clozapin
Einsatz von Antipsychotika bei therapierefraktären Patienten
Pharmakologische Differenzierung der Neuroleptika
Neuroleptika in der Schwangerschaft
Einsatz von neuen Neuroleptika in der Kinder- und Jugendpsychiatrie

---

therapeutisch unnütz und für die Behandlung viel zu unübersichtlich, mehr als 2 Neuroleptika zu kombinieren. Auch die Kombination bzw. Mehrfachkombination von Antipsychotika mit analogem klinisch-pharmakologischen Wirkungsspektrum ist auf keinen Fall empfehlenswert. Es zeigte sich dabei immer wieder, dass durch eine Polytherapie selten eine bessere Wirkung erreicht wurde, die Nebenwirkungen jedoch in der Regel wesentlich ausgeprägter in Erscheinung traten. Ähnliches konnte auch bei der Mehrfachkombination von Neuroleptika mit anderen psychotropen Substanzen beobachtet werden. Erwähnenswert ist sicherlich auch die Beobachtung, dass gelegentlich bei nicht ausreichender antipsychotischer Wirkung durch die alleinige Gabe eines atypischen Neuroleptikums zusätzlich ein höherpotentes traditionelles Antipsychotikum in höherer Dosierung gegeben wird. Hierbei wird allerdings übersehen, dass damit die positiven Effekte des Atypikums hinsichtlich Wirkung und Nebenwirkung neutralisiert werden.

Eine weitere gesonderte Problematik bildet der Einsatz von Biperiden (z. B. Akineton®). Aus der Beobachtung der ärztlich- pharmazeutischen Visite ist immer noch eine zu häufige Tendenz festzustellen, dass Akineton® gleichsam prophylaktisch und flächendeckend vorab gegeben wird, um extrapyramidalmotorische Nebenwirkungen von Neuroleptika zu dämpfen. Hierbei wird vergessen, dass bei einem größeren Teil der Patienten nach Neuroleptikagabe gar keine extrapyramidalmotorischen Störungen auftreten. Zudem reduziert Biperiden die Wirkung von Neuroleptika. Aufgrund der möglichen euphorisierenden Wirkung des Biperidens sind, insbesondere bei längerfristiger Verabreichung, Gewöhnungseffekte bekannt. Gerade im Langzeitbereich eines psychiatrischen Krankenhauses gibt es eine nicht unerhebliche Zahl langwierig psychotisch erkrankter Patienten mit erheblichen Gewöhnungseffekten an Biperiden. Weiterhin existieren in der Literatur seriöse Hinweise, die einen langfristigen Einsatz von Biperiden bei gleichzeitiger Neuroleptikagabe mit der Förderung einer möglichen Entwicklung von Spätdyskinesien in Verbindung bringen.

Im Rahmen von ärztlich-pharmazeutischen Visiten ist immer wieder der zu schnelle Neuroleptika-Präparatewechsel auffällig. Ungeduld führt bei der Therapie mit Neuroleptika zu vorschnellem Arzneimittelwechsel, zu Polypragmasie und damit zur Vergabe von therapeutischen Chancen. Man muss stets bedenken, dass die Wirkung von Neuroleptika auf die Mehrzahl der psychotischen Symptome erst mit einer Latenz von mindestens 1 Woche eintritt.

Zahlreiche Neuroleptika haben relativ lange Eliminationshalbwertszeiten. Dadurch ist es vertretbar, von der üblicherweise 3× täglichen Gabe auf eine 2×Gabe ohne Probleme zurückzugehen. Durch ein solches Vorgehen verringern sich Kumulationseffekte, und es kann von einer schonenderen Besetzung der zerebralen Rezeptoren ausgegangen werden. Letzteres, d.h. die Vermeidung einer Rezeptorüberbesetzung, bedingt eine bessere Verträglichkeit bei guter therapeutischer Wirkung.

Wie die Erfahrungen aus ärztlich-pharmazeutischen Visiten zeigen, treten vielfach Schwierigkeiten bei einem Wechsel zu einem anderen Neuroleptikum auf. Problemlos ist allerdings die Umstellung von einem hochpotenten Butyrophenon (z.B. Haloperidol) auf ein anderes hochpotentes klassisches Neuroleptikum (z.B. Benperidol, Flupentixol oder Fluphenazin) unter Beachtung der entsprechenden Dosierung. Ebenfalls ohne Schwierigkeiten kann der Wechsel eines sedierenden Neuroleptikums mit anticholinergen und antihistaminergen Eigenschaften (z.B. Perazin) zu gleichermaßen sedierenden Neuroleptika wie beispielsweise Zotepin oder Olanzapin (Dosierung beachten!) erfolgen. Bekanntlich zeigen sedierende Neuroleptika mit anticholinerger und antihistaminerger Komponente nach abruptem Absetzen zum Teil sehr ausgeprägte Rebound- Phänomene (Angst- und Unruhezustände, Tremor, Tachykardie). Diese möglichen Symptome treten jedoch beim Umsetzen auf vergleichbar sedierende Antipsychotika kaum auf. Allerdings muss der Übergang von einem sedierenden Neuroleptikum zu einem nicht sedierenden (hier treten die meisten Probleme und Fragen auf!) in der Weise erfolgen, dass die sedierende Vormedikation langsam schrittweise ausgeschlichen wird, während das nicht sedierende Neuroleptikum behutsam auftitriert wird (überlappende Therapie). Auch eine zeitlich befristete sedierende Begleitmedikation kann hilfreich sein.

Generell zu bedenken ist die Regel, dass zentral wirksame Pharmaka nicht abrupt abgesetzt werden sollten, sondern immer schrittweise ausgeschlichen werden müssen.

Relativ häufig werden Fragen zur individuellen Dosierung von Antipsychotika gestellt. Hier können gemeinsame Überlegungen, die zu Änderungen der Tagesdosishöhen, der jeweiligen Einzeldosis und der Dosierungsintervalle führen können, oftmals zu einer verbesserten Behandlungsqualität beitragen.

Langzeitbereiche (Pflegebereiche) sind auch problematisch hinsichtlich einer sich immer wieder einschleichenden höher dosierten Behandlung. Aus der enttäuschenden Erfahrung der geringen medikamentösen Beeinflussbarkeit der Symptomatik wird offenbar häufig der Weg des „Mehr des gleichen Tuns" gewählt. Dahinter steht auch ein gewisser Druck seitens des Pflegepersonals, was auf bestimmte mehr oder minder dramatische Vorkommnisse wie Erregungszustände, auto- und fremdaggressive Handlungen in der oft allerdings weit zurückliegenden Vorgeschichte verweist. Ausdrücklich heben erfahrene Kollegen in der ärztlich-pharmazeutischen Visite hervor, dass jede Veränderung in der Medikation der besonderen Vulnerabilität des psychotisch beeinträchtigten Menschen Rechnung tragen muss. Der chronisch-psychotisch erkrankte Patient hat in früherer Zeit häufig die Erfahrung gemacht, dass er besonders auffällig auf Veränderung jeder Art, auch im medikamentösen Bereich, reagiert. Er wird daher häufig mit einer gewissen Ängstlichkeit und Angespanntheit beobachten, was mit ihm bei einer Medikationsänderung passiert. Darüber hinaus wird das Pflegepersonal mit Unsicherheit reagieren, wenn bei einem als problematisch eingeschätzten Patienten die Dosierung verringert wird. Es ist durchaus eine Übertragung vorstellbar, dass sich diese emotionale Hochspannung auf den betroffenen Patienten überträgt, dieser prompt auf die Medikamentenreduktion mit vermehrter Symptomatik oder Verhaltensstörung reagiert, worauf im Sinne einer selbsterfüllenden Prophezeiung geschlussfolgert wird, dass die gewählte höhere Dosis doch gebraucht werde. Aus der hier wiedergegebenen Erfahrung leitet sich die Schlussfolgerung ab, dass die Reduktion neuroleptischer Medikation bei langwierig schizophren erkrankten Patienten der sorgfältigen Vorbereitung und eines besonders behutsamen Vorgehens bedarf.

Der Patient selbst, seine Angehörigen und das betreuende Personal müssen einbezogen werden.

Im Rahmen ärztlich-pharmazeutischer Visiten ergeben sich weiterhin besonders viele Fragen zu möglichen Arzneimittelinteraktionen. Hier ist die Beratungsleistung des Krankenhausapothekers besonders wertvoll. Die genaue Beachtung der Wechselwirkungen von Neuroleptika mit anderen Arzneimitteln ist bedeutsam. Es handelt sich um pharmakokinetisch und pharmakodynamisch bedingte Wechselwirkungen. Zum Beispiel könnte der aufgrund einer Arzneimittelinteraktion deutlich erniedrigte Neuroleptikaplasmaspiegel (z. B. Kombination von Haloperidol mit Carbamazepin) die Ursache für den ausbleibenden therapeutischen Effekt sein. Andererseits könnte in diesem Zusammenhang eine stark erhöhte Neuroleptikaplasmakonzentration (z. B. bei Kombination von Fluvoxamin mit Clozapin können die Clozapinspiegel bis zum 10fachen ansteigen!) die höhere Nebenwirkungsquote erklären. Gerade bei Therapie mit Clozapin können therapeutisch ungünstige Interaktionen besonders problematisch sein (Delirgefahr, Erhöhung des Risikos von Blutbildstörungen, Verstärkung anticholinerger Nebenwirkungen). Vergleichsweise häufig wurde auch die Kombination zweier Neuroleptika mit anticholinerger Komponente angetroffen. Hier muss bedacht werden, dass sich die für den Patienten sehr lästigen anticholinergen Nebenwirkungen nachhaltig verstärken.

Weitere von Therapeuten gestellte Fragen werden bei der Visitennachbesprechung beantwortet. Sie betreffen zum Beispiel den Einsatz von Antipsychotika bei therapierefraktären Patienten, die pharmakologische Differenzierung der Neuroleptika oder die Anwendung von Neuroleptika in der Schwangerschaft.

Bei den ärztlich-pharmazeutischen Visiten können wertvolle Erkenntnisse bezüglich der einzelnen Verordnungsentscheidungen gewonnen werden. Dabei wird vor allem die Diskrepanz zwischen theoretischem Wissen über Psychopharmaka und ihrem praktischen Einsatz im psychiatrischen Krankenhaus klar deutlich. Eine verstärkte Aufmerksamkeit hinsichtlich der tagtäglichen Praxis der Psychopharmakologie in der psychiatrischen Klinik ist zu fordern.

Ingesamt führen die Erörterungen auf diesen Visiten und die Visitennachbesprechungen, die teilweise Veränderungen in der medikamentösen Behandlung zur Folge haben, zu einer Verbesserung der psychiatrischen Behandlungsqualität. Unter dem Aspekt der Qualitätssicherung sind gemeinsame ärztlich-pharmazeutische Visiten gleichzeitig auch ein Beitrag zu einer verbesserten Weiter- und Fortbildung der im Krankenhaus beschäftigten Ärzte (Optimierung der Strukturqualität). Abschließend soll nicht unerwähnt bleiben, dass gerade durch eine rationale medikamentöse Therapie nicht unerhebliche Kostenreduzierungen erreicht werden.

Kosten-Nutzen-Analyse beim Einsatz neuer Neuroleptika

Die neuen atypischen Neuroleptika zeigen gegenüber den konventionellen Wirksamkeits- und Verträglichkeitsvorteile. Sie besitzen ein erweitertes Wirksamkeitsspektrum, indem sie zusätzlich auf die schizophrene Minussymptomatik, depressive Begleitsymptome und kognitive Störungen günstig wirken. Die modernen atypischen Neuroleptika eignen sich auch für Patienten, die bisher nur teilweise oder überhaupt nicht auf eine Therapie ansprachen. Die dadurch langanhaltende Therapieresponse bewahrt die Patienten vor Rehospitalisierungen, verbessert somit die Lebensqualität und öffnet den Patienten schließlich das Tor zu sozialer und beruflicher Reintegration. Da auch die atypischen Neuroleptika eine wesentlich bessere Verträglichkeit zeigen, ist eine verbesserte Patienten-Compliance (Therapietreue) zu erzielen. Sie zeichnen sich insbesondere durch ein vermindertes Auftreten signifikanter extrapyramidalmotorischer Störungen und Spätdyskinesien aus. Atypische Neuroleptika sind somit bei entsprechender Indikation anerkannter Stand der medizinischen Erkenntnisse. Sie sind ein bedeutender Teil des medizinischen Fortschritts in der medikamentösen Therapie psychotischer Erkrankungen. Der indizierte Einsatz dieser Atypika ist daher hinsichtlich einer optimalen medikamentösen Versorgung schizophrener Patienten auf jeden Fall zu fördern. Allerdings bei Betrachtung der reinen Medikamentenkosten könnte der Eindruck entstehen, dass diese zu teuer seien und möglicherweise Finanzierungsprobleme hervorrufen könnten. Ganz im Gegenteil zeigen bereits verschiedene Kosten-Nutzen-Analysen, dass gerade der Einsatz atypischer Neuroleptika aus volkswirtschaftlicher Sicht wesentlich ökonomischer als die Anwendung (preiswerterer) typischer Antipsychotika ist. Auch selbst durchgeführte Kosten-Nutzen-Analysen unter Mitbeteiligung des Krankenhausapothekers bestätigen durchaus den auch aus wirtschaftlicher Sicht berechtigten Einsatz atypischer Neuroleptika. Es liegt auf der Hand, dass es unwirtschaftlich ist, ein preiswerteres, aber für den Therapiezweck weniger wirksames und schlechter verträgliches Arzneimittel einzusetzen. Das Risiko von Folgekosten durch Komplikationen (meist notwendiger, zusätzlicher Einsatz von weiteren Medikamenten, zusätzliche Laborkontrollen), Therapieversagen (erneute Diagnostik) oder Heilungsverzögerung übersteigt deutlich die Einsparungen, ganz abgesehen von der Mehrbelastung für den Patienten (Patientenunzufriedenheit). Entscheidend ist der gesamte Kostenkomplex eines Behandlungsfalles, der von der Auswahl des Arzneimittels beeinflusst wird.

Therapeutisches Drug-Monitoring

Mit der Durchführung des therapeutischen Drug-Monitorings bietet der Krankenhausapotheker eine weitere wertvolle qualitätssichernde Leistung an. Therapeutisches Drug-Monitoring bedeutet Einstellen, Steuern und Überwachen von Medikamentenkonzentrationen in Körperflüssigkeiten zur Optimierung der therapeutischen und Minimierung der toxischen Effekte. Es zeigt sich immer wieder, dass auch Bedarf an der Bestimmung von Neuroleptikablutspiegeln (z.B. bei Haloperidol, Clozapin, Olanzapin) besteht. Die Bestimmung von Neuroleptikablutspiegeln kann besonders hilfreich sein, um Arzneimittel-Interaktionen zu kontrollieren (Einflussnahme auf das Cytochrom P450-System bei Kombinationsbehandlung), um bei bestimmten Nebenwirkungen oder bei Nonresponse die Informationsgrundlage für die Entscheidung, ob die Neuroleptikadosis angepasst oder das Therapeutikum gewechselt werden sollte, zu verbreitern und um die Compliance zu überprüfen.

Tätigkeit in der Arzneimittelkommission, Teilnahme an Qualitätszirkeln

Die Aufgaben in einer zeitgemäßen Arzneimittelkommission haben sich geändert. Spürbare Schritte in Richtung Pharmakoökonomie erfordern gemeinsame interdisziplinäre ökonomische Ziele, Konsens und festgesetzte Leitlinien für die wichtigsten Therapien, die Standards definieren, um eine hohe Qualität zu sichern und die Therapiekosten zu senken. Die Arzneimittelkommission hat sich zum „Qualitätszirkel Arzneimitteltherapie" gewandelt, dessen Ziel die Einigung auf Therapieleitlinien ist. Ein solcher Zirkel wird vom Krankenhausapotheker geführt. Er präsentiert u.a. Analysen und entwickelt Optionen. Qualitätszirkel sind auch abteilungsweise eingerichtet, da die Belange der einzelnen Fachabteilungen (z.B. Akutpsychiatrie, Gerontopsychiatrie) unterschiedlich sind. Voraussetzung in diesen Gremien ist eine offene Kommunikation und partnerschaftliche interdisziplinäre Kooperation.

Zusammenarbeit mit niedergelassenen Nervenärzten

Es gibt vereinzelt Hinweise, dass niedergelassene Nervenärzte aus berechtigter Sorge vor Regressen atypische Neuroleptika auch dann nicht verschreiben, wenn sie gegenüber den klassischen Antipsychotika das wirksamere und verträglichere Medikament sind. Diese Handlungsweise zieht gravierende Folgen nach sich: Den betroffenen Patienten wird damit dasjenige Therapeutikum vorenthalten, das ihre Erkrankung wesentlich vorteilhafter beherrschen kann als ein traditionelles, das zudem zu schwer wiegenden oder sogar irreparablen Nebenwirkungen führen kann. Hinzu kommt, dass erfolgreich auf Atypika in der Klinik eingestellte Patienten immer wieder von niedergelassenen Kollegen auf klassische Neuroleptika umgestellt werden. Diese Vorgehensweise, die häufig erhebliche Erkrankungsrezidive zur Folge haben und zu erneuten Klinikeinweisungen führen kann, ist kaum zu verantworten. Gleichzeitig ergeben sich dadurch erhebliche Kostensteigerungen (die Tagestherapiekosten der Atypika werden um ein Mehrfaches übersteigen!).

Diese Erfahrungen zeigen, dass unbedingt eine partnerschaftliche Kommunikation zwischen Klinikarzt und niedergelassenen Kollegen erfolgen muss. Gezielte Aufklärung von Seiten des Klinikarztes und das Anbieten von unwiderlegbaren Dokumentationen zur erforderlichen Fortführung von im Krankenhaus begonnenen Therapien mit innovativen Präparaten im ambulanten Bereich haben dabei höchste Priorität. Dadurch kann ein mögliches Spannungsfeld Klinik versus niedergelassene Nervenärzte beseitigt werden. Auch zusätzliche, regelmäßige Gesprächskreise unter Mitbeteiligung des Krankenhausapothekers können ein wichtiges Instrument für den interdisziplinären Gedankenaustausch darstellen. Fortwährende Unterstützung in allen fachlichen und juristischen Fragen festigt schließlich die Kooperation mit niedergelassenen Kollegen. Im Ergebnis wird damit eine verbesserte Patientenversorgung erreicht.

Mitbeteiligung bei der Erfassung unerwünschter Arzneimittelwirkungen unter Psychopharmaka

Ebenfalls ein geeigneter Weg zur Qualitätsverbesserung in der psychopharmakologischen Behandlung scheint die Erfassung schwer wiegender, unerwünschter Arzneimittelwirkungen unter Psychopharmaka (Spontan-, Intensiv-Drug-Monitoring) zu sein. Insbesondere hinsichtlich der Häufigkeit des Auftretens und des Ausmaßes unerwünschter Psychopharmakawirkungen sind die Ergebnisse der Arbeitsgruppe Arzneimittel-Überwachung in der Psychiatrie (AMÜP) sehr relevant. Gleichzeitig werden auch die Absetz-UAW unter Psychopharmaka miterfasst. In Anlehnung an das AMÜP-Projekt hat die Arzneimittelkommission des Landschaftsverbandes Westfalen-Lippe für ihre Krankenhäuser ein vergleichbares System zur Erfassung gravierender, unerwünschter Psychopharmakawirkungen geschaffen. Bedeutsam ist dabei, dass die daraus gewonnenen Daten in geeigneter Form prompt allen Ärzten zur Verfügung gestellt werden, um ggf. in Bezug auf eine notwendige Medikationsänderung schneller und differenzierter reagieren zu können. Auch eine Intensivierung entsprechender Laborkontrollen kann die Antwort auf die Meldung schwer wiegender Psychopharmakanebenwirkungen sein.

Verstärkte pharmazeutische Betreuung sowie verbesserte Aufklärung des Patienten (direkte Patientenberatung, Durchführung von Patientenberatungsseminaren) und Beratung der Angehörigen psychisch Kranker

Obligates Ziel des Therapeuten muss es sein, den Patienten bereits vor Therapiebeginn mit Psychopharmaka überlegt und gründlich über die Wirkungen und Nebenwirkungen sowie über die korrekte Handhabung von Medikamenten aufzuklären. Dadurch wird nachweislich die Compliance des Patienten verbessert. Diese Informationen (Patientenberatung) sind kontinuierlich auch während der Behandlung fortzuführen. Auch nach Entlassung des Patienten aus dem Krankenhaus muss er weiter in informativer Weise betreut werden. Begleitende Informationen zur entsprechenden Medikation bei Entlassung können dabei sehr hilfreich sein.

Als geeignetes Mittel zur Aufklärung und Complianceverbesserung schizophrener Patienten haben sich seit geraumer Zeit so genannte psychoedukative Gruppen für Patienten und Angehörige erwiesen. Auf der Grundlage eines für Laien verfassten Informationshandbuches wird in diesen Gruppen versucht, Patienten und ihren Angehörigen elementares Wissen über ihre Erkrankung, die Therapie und insbesondere über die Rezidivprophylaxe zur vermitteln. In einer vom Bundesforschungsministerium geförderten prospektiven Studie mit 236 schizophrenen Patienten konnte dargelegt werden, dass gerade durch psychoedukative Maßnahmen die Prophylaxecompliance schizophrener Patienten verdoppelt und die stationäre Wiederaufnahmerate fast halbiert werden konnte.

Als weitere wirksame Maßnahme zu einer optimalen Aufklärung chronisch-schizophrener Patienten wurde ein spezielles Therapieprogramm zum Umgang mit Medikamenten geschaffen. Dieses ist von Mitarbeitern des Programms „Social and Independent living skills" zugleich als Teil der Forschungsbemühungen zur Förderung der unabhängigen Lebensführung und der Lebensqualität von Menschen mit chronischen psychischen Störungen entwickelt worden. Das Programm „Fertigkeiten für eine soziale und unabhängige Lebensführung" ist Bestandteil des Rehabilitation-Medicin-Service der Brentwood Psychiatric Division am West Los Angeles VA Medical Center.

Das Therapieprogramm „Umgang mit Medikamenten" will chronisch schizophrenen Patienten helfen, Selbstsicherheit im Gebrauch ihrer antipsychotischen Medikamente zu gewinnen. Unter Einbeziehung grundlegender Lehr- und Lerntechniken erhalten Patienten dazu verständliche Informationen über die Wirkung antipsychotischer Medikamente, lernen die korrekte Handhabung von Arzneimitteln und die Beurteilung ihrer eigenen Reaktionen. Sie werden befähigt, Nebenwirkungen zu erkennen sowie zu beurteilen und üben, wie sie ihre Medikamentenprobleme ihrem Therapeuten wirksam mitteilen bzw. geeignete professionelle Hilfe erhalten können.

Der psychopharmakologisch erfahrene Krankenhausapotheker kann hier in Abstimmung mit dem Therapeuten bei der Aufklärung und Beratung schizophrener Patienten und deren Angehörigen unterstützend mitwirken und zu häufigen zu Neuroleptika gestellten Fragen Stellung nehmen.

Innerbetriebliche Fortbildung des Pflegepersonals

Die Anforderung an einen verantwortungsbewussten Umgang mit Medikamenten ist gestiegen, weil mit ihrer erhöhten Wirksamkeit auch die Risiken gewachsen sind. Daher ist es besonders wichtig, dass regelmäßig auch das Pflegepersonal umfassend und detailliert über Psychopharmaka informiert und aufgeklärt wird. Diese Fortbildung kann effizient vom Krankenhausapotheker geleistet werden.

Praxisnahe Weiter- und Fortbildung der Ärzte

Auf der Basis eines für Ärzte verfassten praktikablen Therapiehandbuches muss versucht werden, die Therapeuten davon zu überzeugen, dass eine konsequente Befolgung bewährter standardisierter Behandlungskonzepte im Gesamtergebnis zu einer verbesserten Behandlungsqualität führt. Denn viele Ärzte – und das gilt wahrscheinlich für die gesamte Medizin – neigen dazu, eher ihrer eigenen Erfahrung zu vertrauen als der publizierten Literatur. Als unterstützende Maßnahmen sind regelmäßige Fortbildungsveranstaltungen anzubieten und spezielle Trainingsseminare durchzuführen. Auch hier besteht für den Krankenhausapotheker ein wertvolles Betätigungsfeld.

Einen weiteren wertvollen Beitrag zu einer verbesserten Weiter- und Fortbildung der im Krankenhaus beschäftigten Ärzte leisten, wie bereits umfassend dargestellt, gemeinsame ärztlich-pharmazeutische Visiten.

Literatur

1. Hermanns JA, Hermanns U (1996) Marketing und Management in Zeiten des Umbruchs. Das Erfolgshandbuch für leitende Krankenhausapotheker. Bundesverband Deutscher Krankenhausapotheker (ADKA) e.V. (Hrsg) IFEM-Institut für effizientes Management, Herzogenrath
2. Reinbold H (1995) Evaluation der Entscheidungsfindung bei medikamentösen Behandlungen in der Psychiatrie. In: Hermer M, Pittrich W, Spöhring W, Trenckmann U (Hrsg) Evaluation der psychiatrischen Versorgung in der Bundesrepublik. Zur Qualitätssicherung im Gesundheitswesen. Leske + Budrich, Opladen, S 299–317
3. Reinbold H (1998) Psychogenicum. Taschenbuch mit Themen aus der Psychiatrie. Biochemie der Psychopharmaka. Differenzierter Umgang mit Neuroleptika. PsychoGen, Dortmund
4. Reinbold H (1999) Der indizierte Einsatz atypischer Neuroleptika: Kann er aus Wirtschaftlichkeitsgründen überhaupt restriktiv begrenzt werden und kann den Vertragsärzten ein Regress drohen? Publikation in Vorbereitung
5. Schweiger HD, Schoppek B (1999) Therapeutisches Drug-Monitoring bei Psychopharmaka. Akademische Spielerei oder Bereicherung der Psychopharmakotherapie? PZ Prisma 6 (1):22–34

Zusammenfassung der Diskussion

Das Modell, bei dem ein psychopharmakologisch erfahrener Krankenhausapotheker in einer vertrauensvollen partnerschaftlichen interdisziplinären Kooperation mit den behandelnden Psychiatern steht, wurde von den Diskussionsteilnehmern als sinnvolle Option zur Optimierung der medikamentösen Versorgung schizophrener Patienten angesehen.

Therapie mit Neuroleptika – Qualitätsmanagement und Arzneimittelsicherheit aus der Sicht des Klinikapothekers

O. Dietmaier

Zusammenfassung

Für den klinisch interessierten Krankenhausapotheker gibt es eine Vielzahl an Möglichkeiten sein spezielles Wissen zum Themenkreis Arzneimittel für ein Qualitätsmanagement und eine Verbesserung der Arzneimittelsicherheit bei der Therapie mit Neuroleptika einzubringen. Neben der Mitarbeit bei der Erstellung von Arzneimittelverbrauchs- und Nebenwirkungsstudien, analytischen Aufgaben wie Drogenscreening oder therapeutisches Drug-Monitoring (TDM) sind Arzneimittelinformation und stations- oder patientennahe Tätigkeiten wie Teilnahme an Visiten oder die Erstellung von Arzneimittelanamnesen zu nennen. TDM von Neuroleptika besitzt bereits einen bedeutenden Stellenwert in der Überprüfung und Verbesserung der bei dieser Arzneimittelgruppe hohen Non-Compliance-Rate. Auch zur besseren Kontrolle von UAW und zur Vermeidung toxischer Effekte bietet sich ein TDM bei bestimmten Neuroleptika wie z.B. Clozapin an. Praxisbezogene Arzneimittelinformation für das Pflegepersonal wird am Beispiel übersichtlicher Tabellen zu relevanten Fragestellungen wie Haltbarkeit oder Applikation gezeigt. Weitere Aktivitäten des Krankenhausapothekers bei der Arzneimittelinformation von Ärzten oder der Mitwirkung bei Patienten- und Angehörigengruppen sind empfehlenswert. Die regelmäßige Anwesenheit eines Apothekers auf Station führt nicht nur zu optimierten Arzneimittelbeständen auf Station, sondern durch entsprechende Informations- u. Beratungsleistungen (z.B. Arzneimittelanamnesen) auch zu einer Entlastung des therapeutischen Personals. Die Tätigkeit des Apothekers auf Station bedeutet einen nicht unerheblichen Imagegewinn weg vom Bild des Kontrolleurs hin zum Berater und Mitglied des therapeutischen Teams und damit auch immer eine Wendung vom eher traditionellen Bild des Apothekers zu einer klinisch orientierten, patientennäheren Pharmazie.

Einleitung

Eine effiziente Therapie mit Neuroleptika setzt die richtige Diagnose und den daraus resultierenden Einsatz der geeigneten Medikation in richtiger Dosierung über einen ausreichend langen Zeitraum voraus. Wichtig sind in diesem Zusammenhang aber auch die richtige Applikation des Medikaments und die Compliance des Patienten. Für den klinisch interessierten Krankenhausapotheker gibt es hier eine Vielzahl an Möglichkeiten, sein spezielles Wissen zum Themenkreis Arzneimittel einzubringen und dadurch seinen Teil zur Qualitätssicherung in der Psychopharmakotherapie beizutragen. Nach Tegeler [17] gehören dazu Untersuchungen zur Feststellung des Ist-Zustandes. Hierzu zählen u. a. Untersuchungen der Pharmakoepidemiologie und der Phase-IV-Forschung sowie die Erfassung von Arzneimittelnebenwirkungen (AMSP, AMÜP). Gleich bedeutend sind Arbeiten zur Festlegung eines Sollzustandes, die in erster Linie auf die Entwicklung von Behandlungsstandards für die Psychopharmakotherapie zielen. Schließlich gehören dazu auch Analysen der Differenzen zwischen dem Ist-Zustand und den Behandlungsstandards (Sollzustand). Ein Engagement des Krankenhausapothekers in dieser Richtung bedeutet immer auch eine Wendung vom eher traditionellen Bild des Apothekers in seiner Apotheke hin zu einer mehr klinisch orientierten, patientennahen Pharmazie. Klinische Pharmazie im psychiatrischen Krankenhaus kann eine Vielzahl von Tätigkeiten beinhalten [1]. So sind neben den bereits genannten Verbrauchs- und Nebenwirkungsstudien auch mehr analytische Arbeiten wie das Arzneistoff- und Drogenscreening im Urin [2] oder das therapeutische Drug-Monitoring zu nennen. Weitere Aktivitäten sind spezielle Beratungsangebote zu Arzneimittelfragen wie z. B. Interaktionen unter Verwendung internationaler Datenbanken (z. B. Drugdex, Excerpta Medica) oder stations- und patientennahe Tätigkeiten wie z. B. die Teilnahme an Visiten oder die regelmäßige Anwesenheit eines Apothekers auf Station.

Im Folgenden sollen anhand ausgewählter Beispiele Einsatzmöglichkeiten und Beiträge des Klinikapothekers zur Verbesserung der Arzneimittelsicherheit und Qualität der Therapie mit Neuroleptika dargestellt werden.

Therapeutisches Drug-Monitoring (TDM) von Neuroleptika

Das TDM von Neuroleptika und Antidepressiva bietet dem psychopharmakologisch und analytisch interessierten Apotheker ein vielseitiges und klinisch-pharmakologisch relevantes Betätigungsfeld [15].

In der Apotheke des Autors wird seit einigen Jahren das TDM ausgewählter trizyklischer Antidepressiva und Neuroleptika angeboten. Während die wissenschaftliche Datenlage für verschiedene Antidepressiva (z. B. Nortriptylin, Amitriptylin) gut dokumentiert ist, liegen für das TDM von Neuroleptika deutlich weniger Daten vor. Die meisten Untersuchungen zur therapeutischen Relevanz von Plasmakonzentrationsmessungen beziehen sich auf Haloperidol und Clozapin [14, 16, 18]. Insbesondere Clozapin scheint wegen seiner UAW-Risiken und des relativ hohen Interaktionspotentials für ein TDM in Frage zu kommen. Inwieweit durch die Messung von Plasmaspiegeln neuerer Substanzen wie Olanzapin, Risperidon oder Amisulprid ein klinischer Nutzen entsteht, bleibt weiteren Untersuchungen vorbehalten. Das TDM von Neuroleptika besitzt bereits einen bedeutenden

Tabelle 1. Indikationen für TDM von Neuroleptika

Verdacht auf Non-Compliance
Gravierende und/oder unerwartete Nebenwirkungen
Monitoring bei bestimmten Patientenpopulationen („slow bzw. fast metabolizers", Alter)
Kombinationstherapien (Interaktionen)
Non-Response

Stellenwert in der Überprüfung und Verbesserung der bekanntermaßen bei dieser Medikamentengruppe hohen Non-Compliance-Rate. Auch zur besseren Kontrolle von UAW und zur Vermeidung toxischer Effekte bietet sich ein TDM von z.B. Clozapin an. Das Monitoring bei bestimmten Patientenpopulationen (z.B. „slow metabolizers") und bei psychopharmakologischen Kombinationstherapien mit potentiell Cytochrom-P-450-vermittelten Interaktionen ist klinisch oftmals ein wichtiges Instrument zur Verbesserung der Therapiesicherheit und Qualität einer psychopharmakologischen Therapie. Bei unzureichendem therapeutischen Ansprechen bzw. Non-Response ist der Kliniker für eine Absicherung oder Bestätigung durch eine Plasmaspiegelmessung dankbar. Therapeutische Empfehlungen und Konsequenzen bei Non-Response bzw. Response und zu niedrigen bzw. zu hohen Plasmaspiegeln sind zu diskutieren und möglichst auch festzulegen. Tabelle 1 gibt einen Überblick über die wichtigsten Indikationen für ein TDM von Neuroleptika.

Arzneimittelinformation

Die Arzneimittelinformation durch den Krankenhausapotheker umfasst 2 Schwerpunkte, die pharmako-ökonomische Beratung inklusive Controlling und Budgetinformation sowie die pharmazeutisch-pharmakologische Arzneimittelinformation. Mit Hilfe einer Literatursammlung und eines Dokumentationssystems aller gelisteten Arzneimittel sowie der Möglichkeit eines schnellen Zugriffs auf EDV-gestützte Datenbanken kann die Klinikapotheke sich als kompetentes und kostengünstiges Informationszentrum für alle Fragen im Zusammenhang mit Medikamenten präsentieren. Bewährt hat sich bei Datenbanken der parallele Einsatz von Literaturdatenbanken (z.B. Excerpta Medica Psychiatry) und Faktendatenbanken (z.B. Micromedex Drugdex). Eine pharmazeutisch-pharmakologische Arzneimittelinformation durch den Klinikapotheker bietet sich sowohl im eigenen Hause als auch durch externe Aktivitäten an. In beiden Fällen können Fachkreise (z.B. Pflegepersonal, Ärzte) oder Betroffene sowie deren Angehörige die Zielgruppen sein. Klinikinterne Arzneimittelinformation erfolgt häufig noch passiv, also durch entsprechende Anfragen beim Klinikapotheker, sie kann aber auch aktiv, z.B. durch regelmäßige Anwesenheit des Apothekers auf Station oder entsprechende Fortbildungsangebote wahrgenommen werden. Die häufigsten Anfragen betreffen nach unseren Erfahrungen von Seiten

Tabelle 2. Haltbarkeit oraler flüssiger Neuroleptika nach Anbruch (mod. nach [4])

Präparat	Haltbarkeit bei Raumtemperatur in Wochen
Ciatyl-Z®-Tropfen	12
Dapotum®-Tropfen	4 (dunkel)
Decentan®-Tropfen	12 (unter 8°C, im Kühlschrank)
Dipiperon®-Saft	12
Dominal®-Tropfen	4
Eunerpan®-Liquidum	8
Fluanxol®-Tropfen	12
Glianimon®-Tropfen	6
Haldol®-Janssen-Tropfen	12
Impromen®-Tropfen	12
Lyogen®-forte-Lösung	12
Melleril®-Tropflösung	4
Neurocil®-Tropfen	6
Promethazin-neurax-Lösung	12
Risperdal®-Lösung	12
Taxilan®-Lösung	8
Truxal®-Suspension	12

Tabelle 3. Neuroleptika mit morgendlichem bzw. abendlichem Einnahmeschwerpunkt (mod. nach [9])

Morgendliche Einnahme bzw. Einnahme nicht nach 16:00 Uhr empfohlen	Abendliche Einnahme bzw. bei mehreren Tagesdosen abendlicher Einnahmeschwerpunkt empfohlen
Amisulprid (Solian®)	Chlorprothixen (Truxal®)
Bromperidol (Impromen®)	Levomepromazin (Neurocil®)
Flupentixol (Fluanxol®)	Melperon (Eunerpan®)
Risperidon (Risperdal®)	Pipamperon (Dipiperon®)
Sulpirid (Dogmatil®)	Promethazin (Atosil®)

des Pflegepersonals Probleme bei der Applikation (z. B. Mischbarkeit, Anwendungszeitpunkt, Haltbarkeit), bei den Ärzten überwiegen Fragen zu Nebenwirkungen und Interaktionen. Für die Information des Pflegepersonals bedienen wir uns häufig übersichtlicher Tabellen, die allen Stationen zur Verfügung gestellt werden. Als bewährte Beispiele aus der Praxis, die vom Pflegepersonal gerne angenommen werden, zeigt Tabelle 2 die Haltbarkeit oraler flüssiger Neuroleptika nach Anbruch sowie Tabelle 3 die Einnahmeschwerpunkte bezüglich der Tageszeiten ausgewählter Neuroleptika.

Zur Beantwortung der ärztlichen Anfragen wird in der Regel auf die genannten Datenbanken und auf Übersichtstabellen in Standardwerken (für Interaktionen z. B. Dietmaier [3]) zugegriffen. Empfehlenswert sind Aktivitäten des Klinikapothekers im Rahmen der innerbetrieblichen Fortbildung des Pflegedienstes, wo er z. B. Referate zu Themen wie u. a. „Neue Psychopharmaka", „Nebenwirkungen von Psychopharmaka – was ist wichtig?" übernehmen oder auch Ganztagesseminare z. B. zum Umgang mit Psychopharmaka anbieten kann. Besonders engagierte Klinikapotheker können bei der hausinternen Ärztefortbildung aktiv werden und Referate z. B. zur Pharmakologie neuer Substanzen halten oder generell Themen aus dem Bereich Psychopharmakologie im Rahmen der Weiterbildung ansprechen. Selbstverständlich kann die Klinikapotheke in Absprache mit der ärztlichen Leitung auch Aktivitäten in Richtung Beratung von Patienten oder Angehörigen übernehmen. Als Erster brachte Linde [10] Arzneimittelsprechstunden für Patienten als Angebot der Klinikapotheke ein. Er fragt, warum Patienten während stationärer Therapie auf einen direkten Kontakt mit dem Apotheker verzichten müssen, während sie bei ambulanter Therapie selbstverständlich eine individuelle Beratung durch den Apotheker erhalten. Der Autor empfiehlt Gruppengespräche mit ca. 10–12 Teilnehmern, die durch einen Therapeuten, der die Patienten bereits aus anderen Begegnungen kennt, moderiert werden. Als unverzichtbar bezeichnet er die Einbindung der Gesprächsgruppe in das multidimensionale therapeutische Konzept einer Klinik. Ein Beitrag zur Unterstützung der Compliance im Rahmen der Therapie mit Psychopharmaka sind auch Arzneimittelseminare mit Angehörigen [11]. Eine dabei gleichzeitig durchgeführte Befragung ergab deutliche Defizite bei der Information durch die Angehörigen der Heilberufe. Die Mehrzahl der Befragten fühlte sich nicht ausreichend über Psychopharmaka informiert. Die resultierenden Lücken füllen zweifelhafte Informationsquellen wie z. B. Illustrierten, Massenmedien oder Bekannte. Diese Quellen besitzen auf die Compliance der Patienten und die Urteile ihrer Angehörigen einen beträchtlichen Einfluss. Die Beurteilung der medikamentösen Therapie durch die Angehörigen hängt stark davon ab, wie gut sie von Fachleuten informiert werden. Angehörige, die ihr Wissen über Psychopharmaka von Ärzten oder Apothekern erhalten, äußern seltener Vorbehalte und bauen ursprüngliche Bedenken häufiger ab als Angehörige, die aus diesen Quellen wenig Information erhalten. Eine weitere Möglichkeit der Information zu Psychopharmaka besteht im Angebot, an publikumswirksamen Veranstaltungen, wie z. B. Tagen der offenen Tür, einen Vortrag zu diesem Themenkomplex anzubieten.

Apotheker auf Station

Der „Status quo" der Arzneimittelversorgung in einem deutschen Krankenhaus bedeutet fast immer, dass die Klinikapotheke fern ab von den Stationen überwiegend Liefer- und Logistikfunktionen ausführt. Das dort tätige pharmazeutische Personal hat keinen oder nur sehr selten Zugang zu den aktuellen Patientendaten. Der Informationsaustausch geschieht eher passiv, d. h. die Klinikapotheke beantwortet Anfragen, die der Arzt oder das Pflegepersonal im Einzelfall übermittelt. Abgesehen von der Verordnung durch den Arzt übernimmt das Pflegepersonal die gesamte Verantwortung für arzneimittelbezogene Tätigkeiten. Diese Arbeiten sind mit einem hohen administrativen Aufwand verbunden und werden heute häufig als nicht pflegerische Aufgaben eingestuft. Hierzu zählen die patientenbezogene Umsetzung der ärztlichen Verordnung, das Dispensieren, die Zubereitung von Arzneimitteln zur Anwendung, das Applizieren und Informieren des Patienten sowie die Pflege des Stationsvorrates an Medikamenten [5, 8].

Im deutschen Krankenhaus wird bei der Diagnose und Auswahl des richtigen Arzneimittels ein hoher Aufwand getrieben. Dem steht ein wesentlich weniger vollkommenes System bei der Medikamentenanwendung gegenüber. Personal, das eigentlich nicht speziell dafür ausgebildet ist, dispensiert und appliziert in der Regel die Arzneimittel. Folgendes Szenario hat weiterhin in den meisten Krankenhäusern Gültigkeit: Der Patient erhält morgens seinen abgeteilten Dispenser mit der gesamten Tagesmedikation. Eine Information zu den Medikamenten und spezielle Einnahmehinweise erhält er in der Regel nicht. Eine hohe Non-Compliance-Rate kommt bei diesem System nicht unerwartet und wird in der Literatur bestätigt. Folgen davon sind u. a. Therapieversagen, Zunahme an unerwünschten Wirkungen, Reboundeffekte und Folgeerkrankungen. Auch die Fehlerquote beim Dispensieren und der Applikation ist nicht zu unterschätzen. Häufige Fehler dabei sind Auslassung, falsches Arzneimittel, falsche Dosierung, falsche Arzneiform, falscher Zeitpunkt oder falsches Zeitintervall. In der Regel erfolgt nach dem Richten der Arzneimittel keine weitere Kontrolle durch eine andere Person.

Das wesentliche Ziel der klinisch-pharmazeutischen Tätigkeit auf Station ist es, die Qualität der Arzneimitteltherapie zu verbessern. Zwischen dem Stationspersonal und dem pharmazeutischen Personal wird dadurch eine regelmäßige, patientennahe Kommunikation möglich. Der Apotheker wird sowohl durch die räumliche Nähe als auch durch die organisatorischen Abläufe (z. B. Teilnahme an Visiten) stärker in die Therapie mit einbezogen. Er wartet nicht mehr, wie im traditionellen System auf eine Anfrage von Seiten der Ärzte oder des Pflegepersonals, sondern geht aktiv auf klinisch anstehende Fragestellungen zu. Stationspersonal erwartet vom Apotheker auf Station vor allem Beratungsleistungen zu vielfältigen Themen, wie Umstellung auf Hauslistenpräparate, Dosierungsfragen, Interaktionen, Nebenwirkungen, Inkompatibilitäten, Fragen zur Applikationsart und galenischen Eigenschaften sowie zur Pharmakoökonomie. Weiterhin werden auch pharmazeutisch-technische Informationen und die patientenbezogene aseptische Zubereitung genannt.

Die pharmazeutische Stationstätigkeit kann in Form verschiedener Modelle ablaufen. Beim Modell der englischen Stationsapotheke („ward pharmacy") verfügen die Stationen über einen spezifischen, festgelegten Arzneimittelvorrat, der routinemäßig vom Apothekenpersonal aufgefüllt wird. Ein Apotheker besucht die Stationen 1–2-mal täglich und sichtet die Krankenakten. Dabei registriert er Verordnungen, die nicht durch den Stationsvorrat gedeckt sind, und veranlasst die patientenbezogene Ausgabe eines Bedarf für mehrere Tage an die Station. Darüber hinaus kann er an der Visite teilnehmen und in interdisziplinären Teams mitarbeiten [13].

Ein weiterführendes Modell ist das des klinischen Pharmazeuten auf Station mit automatisierter patientenbezogener Arzneimitteldistribution (z. B.

"unit dose"). Hierfür ist eine Vernetzung im Haus notwendig. Bei beiden Modellen müssen die Personalressourcen der Apotheke neu überdacht werden [8].

Einfacher einzuführen, da nicht mit größeren personellen Aufstockungen verbunden, ist das Modell des klinischen Pharmazeuten auf Station ohne patientenbezogene Arzneimitteldistribution. Das Aufgabengebiet umfasst hierbei Lageroptimierung, Beratung zu Fragen der Arzneimitteltherapie (Nebenwirkungen, Interaktionen, Dosierungen), Beratung zu Fragen der Arzneimittelapplikation (Verabreichungszeitpunkt und -intervall, Inkompatibilitäten), Arzneimittelsubstitution und Arzneimittelanamnesen. Ziel aller Tätigkeiten ist immer die Optimierung der Arzneimitteltherapie.

Arzneimittelanamnesen haben sich in letzter Zeit als wichtiges Beispiel klinisch-pharmazeutischer Arbeit auf Station etabliert [6, 7, 12]. Wir führen sie im Versorgungsbereich unserer Klinikapotheke auf 2 gerontopsychiatrischen Stationen regelmäßig durch. Hierbei wird die Dauermedikation neu aufgenommener Patienten mit Hilfe eines speziellen Formulars [12] erfasst. Die Ärzte werden durch diese Maßnahme deutlich entlastet, da ihnen zeitraubende Recherchen in der Roten Liste und die Suche nach Alternativen in der Hausliste erspart bleibt. So weit möglich werden Substitutionsvorschläge gemacht und gleichzeitig Hinweise zu abweichender Dosierung oder Applikationsart bzw. zum Applikationszeitpunkt gegeben. Die gesamte Medikation des neu aufgenommenen Patienten wird auf mögliche Interaktionen, oder auch Doppelverordnungen überprüft. Unter Einbeziehung der bestehenden Therapiedauer wird die Möglichkeit des Absetzens von Präparaten durchleuchtet und dem Arzt ein entsprechender Vorschlag gemacht. Ziele eines derartigen Projektes sind neben der genannten Entlastung des therapeutischen Personals eine verbesserte Bestellabwicklung und die Reduktion von Sonderanforderungen.

Generell kann die Anwesenheit eines Apothekers auf Station zu einer optimierten Bevorratung und Verringerung der Arzneimittelbestände auf Station führen, gleichzeitig sollte es zu einer Minimierung der Verluste durch Verfall und falsche Lagerung kommen. Die Arbeit des Apothekers auf Station setzt Pflegepersonal für seine eigentlichen Aufgaben frei. Nicht zu unterschätzen ist die Auswirkung auf die verbesserte Zusammenarbeit mit den Ärzten und der nicht unerhebliche Imagegewinn der Apotheke.

Literatur

1. Dietmaier O (1995a) Die Krankenhausapotheke im psychiatrischen Krankenhaus. In: Reimer F, König W, Willis E (Hrsg) Krankenhauspsychiatrie. Gustav Fischer, Stuttgart Jena New York, S 149–153
2. Dietmaier O (1995b) Arzneistoff- und Drogenscreening im Urin. PZ Prisma 2(1): 38–46
3. Dietmaier O (1998) Interaktionen. In: Riederer P, Laux G, Pöldinger W (Hrsg) Neuro-Psychopharmaka. Bd 4, Neuroleptika. Springer, Wien New York, S 177–196

4. Dietmaier O, Utzinger I (1999) Haltbarkeit oraler Lösungen nach Anbruch. Info-Mitarbeiterzeitung ZfP Weinsberg 6:14–15
5. Frick B (1995) Apotheker auf Station. Krankenhauspharmazie 16(9):367–372
6. Hofmann G, Scherbel G (1997) Umstellung der Hausarztmedikation auf Präparate der klinikeigenen Arzneimittelliste. Krankenhauspharmazie 18(11):514–518
7. Hofmann G, Scherbel G (1999) Arzneimittelanamnese – Aut-simile-Beratung durch den Apotheker. Krankenhauspharmazie 20(6):237–240
8. Kreckel H, Wieczorek D (1996) Das Gießener Stationsapothekenmodell. Krankenhauspharmazie 17(9):436–440
9. Laux G, Dietmaier O, König W (2000) Pharmakopsychiatrie. Urban & Fischer, München Jena
10. Linde OK (1987) Arzneimittelbezogene Patienteninformation in der psychiatrischen Klinik. Pharmazeutische Zeitung 132(8):429–430
11. Linde OK, Kepplinger HM, Ehmig SC (1996) Mehr Akzeptanz durch mehr Fachinformation? Wie sehen Angehörige psychisch Kranker die Pharmakotherapie? Deutsche Apotheker Zeitung 136(11):825–832
12. Litzinger A, Schweitzer E (1998) Neue Wege einer intensivierten pharmazeutischen Betreuung. Krankenhauspharmazie 19(1):9–13
13. Oberpichler-Schwenk H (1998) „Apotheker auf Station" – eine Standortbestimmung. Krankenhauspharmazie 19(3):146–152
14. Olesen OV (1998) Therapeutic drug monitoring of clozapine treatment. Clin Pharmacokinet 34(6):497–502
15. Schweiger HD, Schoppek B (1999) Therapeutisches Drug-Monitoring bei Psychopharmaka. PZ Prisma 6(1):22–34
16. Stevens I, Glaenz D, Krauss F, Walz G, Gaertner HJ (1999) Bedeutung des therapeutischen Drug-Monitoring im Rahmen der Rezidivprophylaxe mit Clozapin. In: Naber D, Müller-Spahn F (Hrsg) Leponex. Pharmakologie und Klinik eines atypischen Neuroleptikums. Springer, Berlin Heidelberg New York, S 79–89
17. Tegeler J (1995) Qualitätssicherung in der Psychopharmakotherapie. In: Gaebel W (Hrsg) Qualitätssicherung im psychiatrischen Krankenhaus. Springer, Wien New York, S 109–119
18. Ulrich S, Wurthmann C, Brosz M, Meyer FP (1998) The relationship between serum concentration and therapeutic effect of haloperidol in patients with acute schizophrenia. Clin Pharmacokin 34(3):227–263

Zusammenfassung der Diskussion

Die intensive Zusammenarbeit zwischen dem Klinikapotheker und den verordnenden Ärzten wurde in der Diskussion besonders hervorgehoben. Modelle, bei denen der Klinikapotheker auf der Visite dabei ist, wurden diskutiert.

Strukturen, Abläufe und Maßnahmen zur optimalen Versorgung schizophrener Patienten aus Sicht der Krankenversicherungen

J. FRITZE

Zusammenfassung

Angesichts der Vielfalt der Kostenträger und einer bisher nur begrenzten Aufmerksamkeit für die psychischen Krankheiten und hier auch der Schizophrenien sind eine einheitliche Sicht oder gar einheitliche Konzepte gegenwärtig nicht zu erwarten. Die Kostenträger werden zunehmend Managed-Care-Konzepte umsetzen, um ärztliches Handeln auf das medizinisch Notwendige zu begrenzen und damit Kostensteigerungen im Gesundheitswesen zu dämpfen. Managed-Care-Konzepte sind am ehesten tauglich bei chronischen Krankheiten. Dazu gehören die Schizophrenien.

Komponenten des Managed-Care sind Disease-Management und Case-Management, vorzugsweise in Händen der Ärzteschaft. Diese werden sich an Leitlinien orientieren, an deren Gestaltung dann allerdings die Kostenträger mitwirken werden. Dies kündigt sich in den aktuellen Vorschlägen zur Gesetzgebung an, mit denen den Verbänden der Kostenträger und Ärzteschaft gemeinsam aufgegeben werden soll, Leitlinien zu zertifizieren. Pauschalierte Krankenhausentgelte bzw. kombinierte Budgets in integrierten Versorgungsformen werden ökonomischen Druck ausüben, um die Umsetzung der Leitlinien zu gewährleisten.

Einleitung

Eine einheitliche Sicht der Krankenversicherungen gibt es nicht, auch nicht zur Versorgung schizophren Kranker. Überhaupt beginnt die Psychiatrie erst ins Bewusstsein der Kostenträger zu gelangen. So seltsam dies bei näherem Überlegen wirken mag, so sind die gesetzlichen Krankenversicherungen trotz ihres gesetzlichen Auftrages zur Solidarität ebenso gesetzlich zur Konkurrenz aufgefordert. Sie sollen sich also – im Rahmen der Solidarität – als Konkurrenten verhalten, als wären sie privatwirtschaftliche Unternehmungen. Allerdings sind mit dem sog. Solidaritätsstärkungsgesetz einige privatwirtschaftliche Elemente (z.B. Kostenerstattung, Beitragsrückerstattung) aus der gesetzlichen Krankenversicherung herausgenommen worden. Die Konkurrenz findet vornehmlich auf Ebene der Beiträge statt. Die Beiträge schwanken zwischen 11,4 und 14,9%, im Mittel liegen sie derzeit bei ca. 13,8%. Während früher die AOK bei den Beiträgen führten,

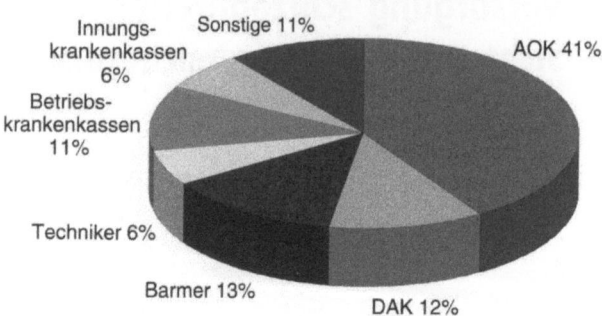

Abb. 1. Verteilung der Mitglieder unter den gesetzlichen Krankenkassen 1997

sind sie inzwischen gegenüber Ersatzkassen z.T. günstiger; am günstigsten sind unverändert die Betriebskrankenkassen (BKK). Dies liegt u. a. daran, dass z. T. die Personalkosten der BKK (noch) vom jeweiligen Betrieb übernommen werden (was gesetzgeberisch unterbunden werden soll). Teilweise liegt es auch daran, dass BKK-Neugründungen erfolgten, die wegen der Altersstruktur der Mitglieder günstige Risiken versichern (z. B. die BKK für Heilberufe).

In Deutschland sind rund 480 gesetzliche Krankenkassen am Markt – die meisten davon Betriebskrankenkassen (BKK), die zum Teil nur Beschäftigte des jeweiligen Arbeitgebers versichern, sich zum Teil aber auch für Betriebsfremde öffnen. Nicht alle operieren bundesweit. Etwa 130 Kassen sind für jedermann zugänglich. Diese gesetzlichen Krankenkassen haben rund 51 Mio. Mitglieder. Die mitgliederstärkste Kasse ist die AOK (Abb. 1). Ungefähr 7,1 Mio. Bürger sind mit einer Vollversicherung privat krankenversichert, eine ähnliche Anzahl zusatzversichert. Sie verteilen sich auf derzeit ungefähr 54 private Krankenversicherungen, wobei der private Krankenversicherungsmarkt aber von wenigen Unternehmen dominiert wird (Abb. 2). Hinzu kommen Post- und Bahnbeamtenkrankenkassen sowie Beihilfe. Während die Beihilfe in der Vergangenheit im Rahmen der beihilferechtlichen Prozentsätze Wahlleistungen (privatärztliche Behandlung, Unterbringung) übernommen hat, werden zunehmend auf Landesebene die Beihilfeleistungen eingeschränkt.

Bei den Kostenträgern beginnt sich erst ein Bewusstsein für psychische Krankheiten zu entwickeln, und zwar angesichts merklich steigender Inanspruchnahme. Psychische Krankheiten nehmen inzwischen mit 5,8% Rang 6 nach Muskel- und Skelettkrankheiten (29,2%), Atemwegserkrankungen (16,8%), Verletzung/Vergiftungen (14,1%) und Herz-Kreislaufkrankheiten (7,3%) bei den Arbeitsunfähigkeitstagen ein (BKK Bundesverband 1999). Bei den Behandlungstagen im Krankenhaus rangieren sie bereits mit 11%

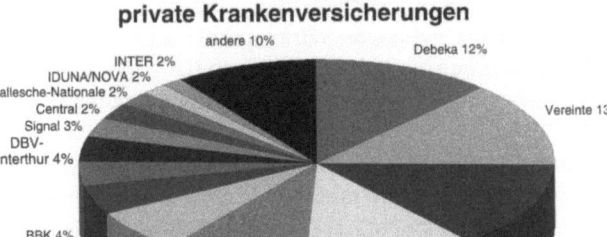

Abb. 2. Verteilung der privat Krankenversicherten unter den privaten Krankenversicherungsunternehmen und ständischen Krankenversicherungen (Näherungswerte)

an Rang 3, ebenso bei den direkten Krankheitskosten mit 10,9% oder 37,7 Mrd. DM (1994; BKK Bundesverband 1999).

Spezifische Versorgungskonzepte für die Schizophrenien wurden nicht entwickelt; vermutlich besteht hierfür keine sonderliche Motivation, da schizophren Kranke zu einem erheblichen Anteil (ca. 40%) zu Lasten der Sozialhilfe (Krankenhilfe, Hilfe in besonderen Lebenslagen) behandelt werden. Auch hierbei würden aber die verschiedenen Krankenkassen konkurrieren. Für private Krankenversicherungen bilden die Schizophrenien vermutlich keinen Fokus, da diese Krankheitsgruppe quantitativ nicht ins Gewicht fällt; angesichts der frühen Erkrankung erreicht die Mehrzahl der schizophren Kranken nicht die Voraussetzungen (vor allem ein Einkommen oberhalb der Pflichtversicherungsgrenze), um in eine private Krankenversicherung eintreten zu können. Exakte Zahlen hierüber sind aber nicht bekannt.

Zweifellos werden sich alle Kostenträger künftig zunehmend auch bei psychischen Krankheiten und hier auch bei den Schizophrenien um Kosteneffizienz der medizinischen Leistungen bemühen. Trotz der aktuellen Dominanz der Ausgabenbegrenzung darf davon ausgegangen werden, dass die Kostenträger nicht Leistungsausgrenzungen anstreben werden. Vielmehr gewinnt infolge der Konkurrenz zunehmend auch die Zufriedenheit der Versicherten und Patienten an Bedeutung. Insofern besteht ein grundlegender Unterschied zum Vorgehen in den USA, wo der Ausschluss oder die Einschränkung psychiatrischer und psychotherapeutischer Leistungen so ausgeprägt ist, dass der Congress mit dem Mental Parity Act (1996) gegenzusteuern versucht.

Die Strategien, mit denen sich Kostenträger um mehr Kosteneffizienz, d.h. Kostenminimierung bei verbesserten Outcomes und steigender Patientenzufriedenheit, bemühen, sind international recht ähnlich. Sie lassen sich unter zwei Überschriften fassen:

Beschränkung auf medizinische Maßnahmen, deren Wirksamkeit und Unbedenklichkeit auch in der Alltagsanwendung („effectiveness") belegt ist. Bei vergleichbarer Wirksamkeit und Unbedenklichkeit wird die billigere Maßnahme („cost-effectiveness") vorgezogen.
Verbesserung der Ablauforganisation („management").

Die Instrumente zur Definition der akzeptierten medizinischen Maßnahmen („evidence based medicine", EBM) sind Methodenevaluation („health technology assessment, HTA") und daraus abgeleitete Leitlinien. Für das HTA soll auch in Deutschland (wie längst in anderen Ländern) beim DIMDI eine koordinierende Stelle eingeführt werden.

Zur Durchsetzung der Compliance mit diesen Leitlinien sind künftig zunehmend Qualitätskontrollen im Einzelfall („utilisation review") z. B. durch den Medizinischen Dienst der Krankenkassen sowie zunehmende Qualitätsdarlegungspflichten zu erwarten. Außerdem soll auf der Grundlage des HTA der Bundesausschuss der Ärzte und Krankenkassen wie bisher, zusätzlich aber ein Bundesausschuss Krankenhaus unter Berücksichtigung der Wirtschaftlichkeit die medizinisch notwendigen, zu Lasten der Krankenkassen erbringbaren Leistungen definieren.

Zur Durchsetzung eines besseren Managements wird zunehmend der „Leistungserbringer" am Kostenrisiko beteiligt werden. Diese Risikobeteiligung erfolgt auf dem Wege pauschalierter Entgelte, also einer Abkehr von der Einzelleistungsvergütung. Zusatzkosten aus Missmanagement werden bei den „Leistungserbringern" belassen. Es ist davon auszugehen, dass für die Krankenhausbehandlung ein vollpauschaliertes Entgeltsystem etabliert werden wird, das die Psychiatrie aber „verschonen" wird. Aus Sicht der Kostenträger und der Politik stellt die „fehlende" Verantwortung des (niedergelassenen) Arztes für die von ihm veranlassten Leistungen ein herausragendes Problem dar. Für jede Mark, die ein Arzt als Honorar einnimmt, verursacht er mehr als 4 Mark durch veranlasste und verordnete Leistungen. Außerdem werden – aus Sicht der Kostenträger – im Sinne einer Mengenausweitung zwar medizinisch-wissenschaftlich anerkannte, aber im Einzelfall nicht indizierte Leistungen erbracht. Als Beispiele werden Röntgendiagnostik, Arthroskopische Operationen, Herzkathetermaßnahmen, u. v. a. m. genannt, wobei man sich i. w. auf internationale Vergleichszahlen beruft. Auf psychiatrisch-psychotherapeutischem Gebiet wurden bisher offiziell keine inadäquaten Mengenausweitungen genannt. Diese Probleme soll die integrierte Versorgung lösen helfen, indem den Teilnehmern eines solchen integrierten Versorgungsnetzes die Verantwortung für die Einhaltung eines kombinierten (letztlich alle ambulanten und stationären Kosten umfassenden) Budgets übertragen wird. Für die Psychiatrie bietet die integrierte Versorgung Chancen, proaktiv vertraglich abgesicherte Kooperationen zwischen allen an der Behandlung beteiligten Berufsgruppen und Institutionen im Sinne psychiatrischer Netze und fachärztlicher Führung herbeizuführen, um die Behandlungskontinuität bei chronisch oder chronisch-rezidivierenden Kranken und damit die Outcomes zu verbessern. An-

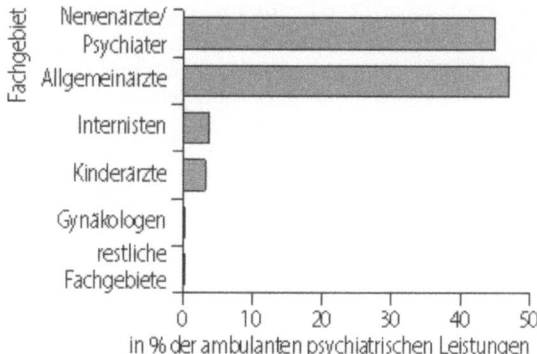

Abb. 3. Wer erbringt die ambulanten psychiatrischen Leistungen? (Gesundheitsbericht 98)

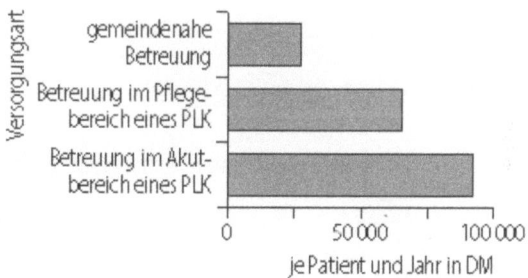

Abb. 4. Mittlere Kosten der Behandlung eines schizophren Kranken auf verschiedenen Versorgungsebenen (Gesundheitsbericht 98)

derenfalls besteht die Gefahr, dass die möglicherweise sogar kassenindividuellen Regelungen integrierter Versorgung von ökonomischen Gesichtspunkten dominiert werden, und zwar infolge von Hausarztmodellen. Bereits jetzt werden mehr psychiatrische Leistungen von Nicht-Psychiatern als von Psychiatern erbracht (Abb. 3). Das kann sich im Gefolge des Psychotherapeutengesetzes weiter akzentuieren. Letztlich bedeutet die geplante Integrationsversorgung ein Einkaufsmodell, da die Kostenträger sich ihre Partner auf Seiten der Leistungserbringer zu speziell vereinbarten Konditionen aussuchen werden. Zweifellos wird die ambulante Betreuung einer Kerngruppe heute noch häufig stationär Behandelter, der schizophren Kranken, künftig an Bedeutung gewinnen, nämlich zumindest wegen der geringeren Kosten (Abb. 4), wenn nicht aus Gründen der Lebensqualität der Kranken.

Da die stationäre Behandlung mit über 34% zu den Ausgaben der gesetzlichen Krankenkassen beiträgt, laut Gesundheitsbericht 1998 in der Psychiatrie fast 80% (Abb. 5), wird den Krankenhauskosten besondere Aufmerksamkeit gewidmet, und zwar strukturell wie auch bezüglich der Inanspruchnahme. Strukturell sehen die Kostenträger eine den internationalen Vergleich übersteigende, angesichts nicht besserer Outcomes als nicht bedarfsgerecht eingeschätzte Bettendichte im Krankenhaus (Abb. 6; speziell

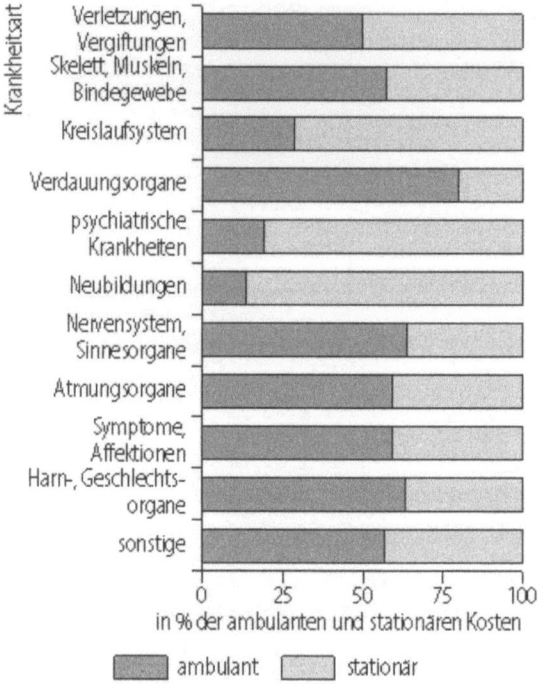

Abb. 5. Verteilung der Behandlungskosten nach Krankheitsgruppen auf die ambulante und stationäre Versorgung (Gesundheitsbericht 98)

für die Psychiatrie gibt es wohl keine Vergleichszahlen). Neben dem internationalen Vergleich spricht hierfür auch die erhebliche Variabilität der Bettendichte zwischen den Bundesländern. Außerdem wird die im internationalen Vergleich in Deutschland trotz rückläufiger Tendenz immer noch hohe Verweildauer (Tabelle 1) in diesem Sinne interpretiert. Allerdings unterscheiden sich die Grundkonzepte der Gesundheitssysteme international nicht unerheblich, was die Vergleichbarkeit einschränkt. Die OECD geht für Deutschland von etwa 85 000 überflüssigen Betten und 26 Millionen überflüssigen Pflegetagen durch Fehlbelegung aus.

Fehlbelegung hat verschiedene Quellen, nämlich fehlende Indikation zur stationären Aufnahme, unzureichende Nutzung ambulanter/vorstationärer Behandlungsmöglichkeiten, unzureichende Behandlungsintensität (z. B. „Warten" auf den Operationstermin), schließlich inadäquat langes Verweilen (z. B. vor Verlegung in eine Rehabilitations- oder Pflegeeinrichtung) über die medizinische Notwendigkeit hinaus. Die (methodisch nicht unstreitige) Untersuchung der medizinischen Dienste der Krankenkassen entsprechend § 275a SGB V hat unter Berücksichtigung der Fachgebiete Innere Medizin, Chirurgie und Gynäkologie ergeben: insgesamt ca. 22% aller Krankenhausaufnahmen hätten vermieden werden können. In die Unter-

Strukturen, Abläufe und Maßnahmen zur optimalen Versorgung schizophrener Patienten

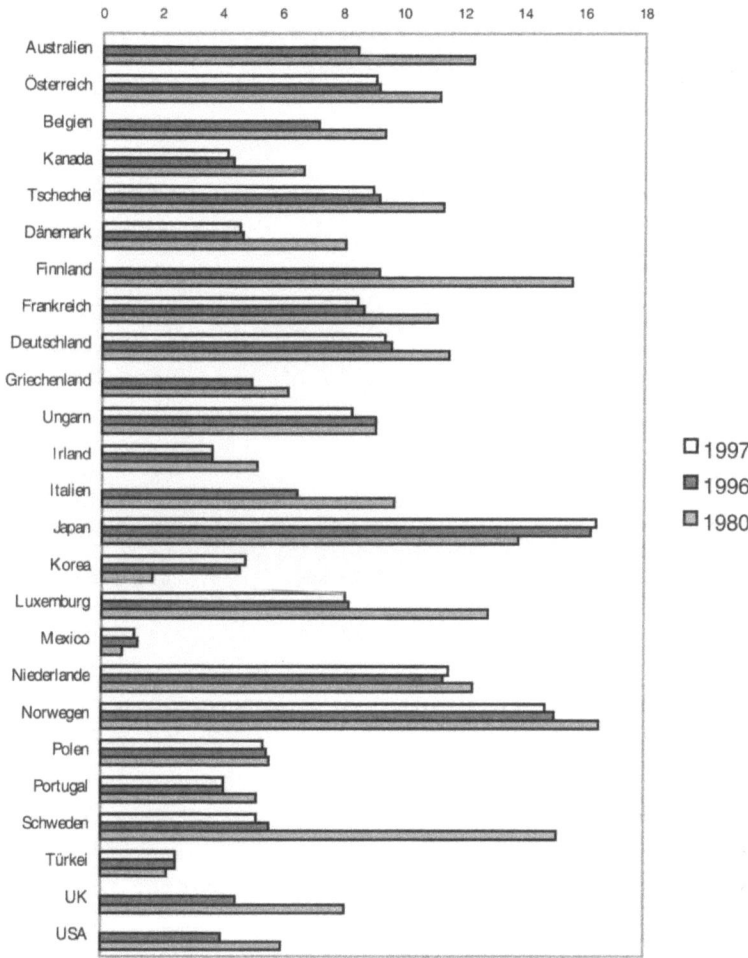

Abb. 6. Dichte der Krankenhausbetten im internationalen Vergleich (OECD 1999)

suchung waren auch einzelne psychiatrische Abteilungen einbezogen worden; diesbezügliche Ergebnisse wurden aber nicht publiziert.

Über den Einzelfall hinausgehende sogenannte Fehlbelegungsprüfungen stagnieren derzeit, da auch in gerichtlichen Auseinandersetzungen die gesetzlichen Vorgaben uneinheitlich ausgelegt werden, sodass die Berechtigung zu systematischen Fehlbelegungsprüfungen in Zweifel gezogen wird. Dazu gehören auch datenschutzrechtliche Bedenken. Entsprechend sind im Entwurf des GKV-Reformgesetzes 2000 rechtliche Klarstellungen vorgesehen, die systematische, d.h. über den Einzelfall hinausgehende Fehlbele-

Tabelle 1. Mittlere Verweildauer (Tage) im Krankenhaus nach Krankheitsgruppen 1994–1997 (statistisches Bundesamt 1996–1999)

	1994	1995	1996	1997
Alle Krankheiten (ICD 001–999)	13,1	12,5	12,2	11,2
I. Infektiöse und parasitäre Krankheiten (ICD 001–139)	11,5	10,9	10,3	10
II. Neubildungen (ICD140–239)	12,4	11,9	11,5	11,1
III. Endokrinopathien, Ernährung, Stoffwechsel, Immunitätssystem (ICD 240–279)	13,9	13,1	12,4	11,8
IV. Krankheiten des Blutes und der Blut bildenden Organe (ICD280–289)	11,4	10,9	10,8	10,2
V. Psychiatrische Krankheiten (ICD 290–319)	40,7	38,1	40,2	30,8
Organische Psychosen (ICD 290–294)	42,8	38,2	36,1	25,4
Andere Psychosen (ICD 295–299)	65	60,6	63	51,3
Schizophrenien (ICD 295)	82,5	77,1	77,2	59,3
Affektive Psychosen (ICD 296)	43,1	41,1	45,7	44
Neurosen, Persönlichkeitsstörungen (300–316)	25,8	24,5	24,3	22,3
Oligophrenien (ICD 317–319)	218,6	220	470,3	115,9
VI. Krankheiten des Nervensystems und der Sinnesorgane (ICD 320-389)	10,3	9,8	9,4	8,4
VII. Krankheiten des Kreislaufsystems (ICD 390–459)	14,6	13,8	13,2	12,3
VIII. Krankheiten der Atmungsorgane (ICD 460–519)	9,8	9,5	9,6	9,2
IX. Krankheiten der Verdauungsorgane (ICD 520–579)	10,8	10,5	10	9,7
X. Krankheiten der Harn- und Geschlechsorgane (ICD 580–629)	8,6	8,3	7,9	7,6
XI. Komplikationen der Schwangerschaft, bei Entbindung und im Wochenbett (ICD 630–676)	6,9	6,7	6,2	6
XII. Krankheiten der Haut und des Unterhautzellgewebes (ICD 680-709)	13,8	13,5	13,4	12,9
XIII. Krankheiten des Skeletts, der Muskeln und des Bindegewebes (ICD 710–739)	14,7	14,2	13,4	12,9
XIV. Kongenitale Anomalien (ICD 740–759)	10,3	10,1	10	9,3
XV. Bestimmte Affektionen mit Ursprung i. d. Perinatalzeit (ICD 760–779)	12,7	12,9	14,3	14,7
XVI. Symptome und schlecht bezeichnete Affektionen (ICD 780–799)	8,3	8	7,8	7,4
XVII. Verletzungen und Vergiftungen (ICD 800–999)	12	11,5	11	10,5
V01-V82-Faktoren, die Gesundheit u. Inanspruchnahme von Einrichtungen beeinflussen	6,5	6,5	5,8	5,9
Ohne Diagnoseangabe	14,2	14,6	12	13,3

gungsprüfungen durch die medizinischen Dienste erlauben sollen. Diese künftigen Prüfaufgaben antizipierend und unter dem Eindruck der Methodenkritik haben die medizinischen Dienste gemeinsam mit dem bayerischen Public-Health-Verbund ein amerikanisches Erfassungssystem (appropriateness evaluation protocol) auf deutsche Verhältnisse angepasst und Validität und Reliabilität des Instruments geprüft [1]. Dieses Instrument fokussiert ausschließlich auf somatische Kriterien, ist also für die Fehlbelegungsprüfung in psychiatrischen Kliniken ungeeignet.

International besteht weitgehender Konsens, dass bei psychischen Krankheiten stationäre Behandlungsbedürftigkeit unter folgenden Bedingungen besteht:

Therapieresistenz (entsprechend der Definition für das jeweilige Krankheitsbild),
akute Suizidalität (z. B. bei konkreten Suizidplänen, nach einem aktuellen Suizidversuch, nach früherem, schwer wiegenden Suizidversuch),
psychotische Symptome,
nicht gewährleistete Ernährung und Pflege (z. B. bei ausgeprägter Antriebshemmung oder Adynamie),
schwere, als Stressoren die Remission behindernde, familiäre Konflikte,
Unfähigkeit, die Arzttermine oder sonstigen Behandlungstermine wahrzunehmen oder die Medikamente ordnungsgemäß einzunehmen,
Vorliegen von die Behandlung komplizierenden Begleitkrankheiten.

Falls – wie im Gesetzentwurf zur GKV-Gesundheitsreform 2000 vorgesehen – ein vollpauschaliertes Entgeltsystem für Plankrankenhäuser implementiert wird, und dieses (voraussichtlich) psychiatrische Kliniken und Abteilungen einschließt, wird sich die Fehlbelegungsprüfung primär auf die Aufnahmeindikation konzentrieren. Die ökonomischen Risiken der Verweildauer – sei diese berechtigt oder nicht – würden beim Krankenhaus bleiben. Es ist fraglich, ob – wie bei den bisherigen in der Bundespflegesatzverordnung Fallpauschalen i. w. chirurgischer Fächer – Grenzverweildauern vorgesehen werden, nach denen die Belegung in Form tagesgleicher Pflegesätze (möglicherweise degressiv ähnlich dem österreichischen System der „Leistungsorientierten Diagnosenfallgruppen (LDFs) der „Leistungsorientierten Krankenanstalten-Finanzierung (LKF)") entgolten würde.

Der Begriff Fehlbelegung impliziert nicht, die betreffenden Kranken wären nicht behandlungsbedürftig. Er bedeutet „nur", dass dem Kranken nicht das auch ökonomisch optimale Versorgungsangebot (im Sinne der „cost-effectiveness") zuteil wird. Diese „Verschwendung" wäre in einem System mit begrenzten (oder gar rationierten) Mitteln medizinisch, sozial und ethisch fragwürdig. Entsprechend bedarf es medizinisch und ökonomisch begründeter Leitlinien (Richtlinien?) für das Case Management, in denen die Abläufe des Behandlungsprozesses („wer, was, wann?") definiert sind. Wie solch ein Ablaufplan aussehen könnte, illustriert das in Abbildung 7 gegebene Beispiel der Depression, das unter Einbeziehung der Fachgesellschaften entwickelt wurde.

Für die Hospitalisierungsbedürftigkeit bei Schizophrenie sieht die Guideline der American Psychiatric Association (APA) einen ähnlichen Kriterienkatalog vor (ergänzt um fremdaggressives Verhalten). Bei schizophren Kranken ist in aller Regel die ununterbrochene Behandlungskontinuität einschließlich der Rehabilitation besonders zu betonen. Nachdem sich die Kostenträger am Beispiel des Diabetes mellitus zunehmend im Disease- und Case-Management engagieren, ist dies auch für die Schizophrenie zu erwarten.

Ein von den Kostenträgern ebenfalls als schwer wiegend angesehenes Problem liegt in Kostensteigerungen aus Arzneiverordnungen. Die Kostenträger sehen diese nicht als i.w. aus demographischem Wandel und Innova-

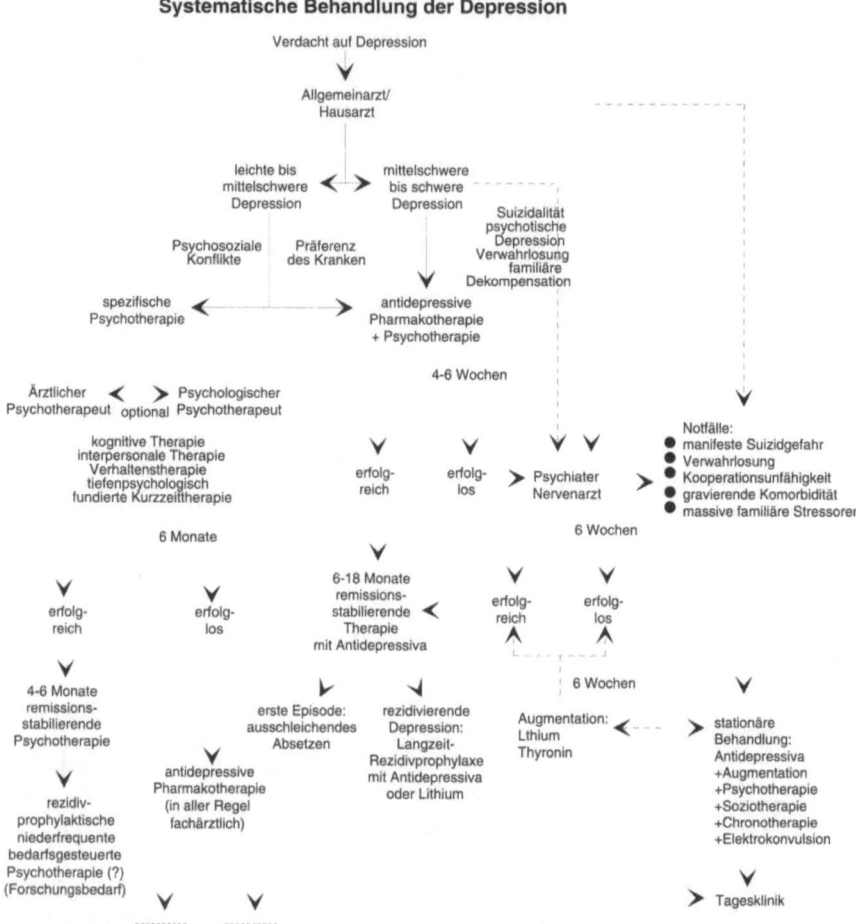

Abb. 7. Synopsis der für den Behandlungsprozess der Depression vorgeschlagenen Entscheidungsalgorithmen [2]

tionen resultierend. Zu den angezielten Gegenmaßnahmen gehören „Positivliste", Einschränkung des „off-label-use" und Richtlinien zum hierarchisch-sequentiellen Einsatz bestimmter Pharmaka. Ähnliche Modelle wie die „Positivliste" werden bereits in anderen europäischen Ländern exerziert, wobei deren ökonomische Wirksamkeit in Frage gestellt wird. Die Einschränkung der Verordnungsfähigkeit auf ausdrücklich zugelassene Indikationen (wie in den derzeit wegen kartellrechtlicher Auseinandersetzungen ruhenden, neuen Arzneimittelrichtlinien (AMR) des Bundesausschuss der Ärzte und Krankenkassen vorgesehen) könnte die Psychopharmakotherapie besonders und vom Grundsatz her betreffen, indem die Zulassungen (zwangsläufig) nosologisch orientiert erfolgen, die praktische Psychophar-

Tabelle 2. Beispiel für „off-label-use" von selektiv-serotonergen Antidepressiva in einer amerikanischen Health Maintenance Organisation [3]

Diagnose	Anzahl Rezepte	% aller Rezepte	FDA zugelassen
Major Depression	1578	44	Y
Angststörung	455	13	N
Neurotische Depression	324	9	N
Anpassungsstörung	241	7	N
Unspezifizierte akute Belastungsreaktion	134	4	N
Bipolare affektive Störung	106	3	N
Alhohol-Abhängigkeit	178	5	N
Alkohol-Missbrauch, Alkohol-Entzug	53	1	N
Nikotin-Abhängigkeit	76	2	N
Cannabis-/Cocain-Missbrauch	21	1	N
Drogen-Abhängigkeit	16	0	N
Panikstörung	89	2	N
Unspezifizierte neurotische Störung	85	2	N
Medikamenten-Intoxikation	78	2	N
Emotionale Störungen	54	1	N
Essstörungen: Anorexia, Bulimia, andere	47	1	N
Spannungskopfschmerz, Migräne, andere	27	1	N
Prämenstruelles Syndrom/Dysmenorrhoe	14	0	N
Psychosexuelle Dysfunktion	14	0	N
Schizophrenie	10	0	N
Zwangsstörung	7	0	Y
Agoraphobie	2	0	N
Tourette's Syndrom	2	0	N
Total	3611	100*	

* Aufgerundet

makotherapie aber (ebenso zwangsläufig) syndrom- und symptomorientiert. Über das Ausmaß des „off-label-use" in Deutschland ist nichts bekannt. Einen Eindruck vermittelt ein Beispiel aus einer amerikanischen Health Maintenance Organisation (HMO) (Tabelle 2). Richtlinien zum hierarchisch-sequentiellen Einsatz bestimmter Pharmaka würden dem amerikanischen Modell der „Formulary" folgen.

Einer der Brennpunkte der gesundheitsökonomischen Auseinandersetzung ist die ambulante Arzneiverordnung. Kassenindividuelle Regelungen lässt die Gesetzeslage nicht zu. Das wird so bleiben. Für gesetzliche Krankenkassen sind einzig entscheidend die Festlegungen, die die Kostenträger gemeinsam und einheitlich im Bundesausschuss der Ärzte und Krankenkassen mit den Kassenärztlichen Vereinigungen treffen. Während das Sozialgesetzbuch für gesetzlich Krankenversicherte grundsätzlich Leistungseinschränkungen aus Gründen der Wirtschaftlichkeit zulässt, schulden private Krankenversicherungen immer Leistungen im Rahmen des medizinisch Notwendigen. Im internationalen Vergleich werden in Deutschland die neuartigen Antipsychotika mit 9,2% (IMS, 12/1998) aller Neuroleptika-Verordnungen in geringem Umfang verordnet (zum Vergleich: Groß-Britannien 11,8%, Niederlande 22,6%, Spanien 23,4%, USA 56,6%). Diese Diskrepanz erklärt sich nicht aus offiziellen Regelungen, sondern resultiert aus Verordnungsrestriktionen, die sich der Arzt letztlich selbst auferlegt, um der doppelten Bedrohung durch Honorarminderungen (globale Budgetüberschreitung, Überschreitung des sich aus der Richtgröße ergebenden arztindividuellen Budgets) zu entgehen.

Literatur

1. Chirurg BDC (1999) 38:201–210
2. Psycho (1998) 24:204–213
3. Streater (1997) Drug Benefit Trends 9/9. S 42, 48–50, 55–56

Zusammenfassung der Diskussion

Es wurden alternative Systeme der Krankenversicherung diskutiert. Während die Krankenkassen in Deutschland solidarische Versicherungen sind, die nicht gewinnorientiert sind, so ist das Krankenversicherungssystem in den USA anders strukturiert. Im „managed care"-System können die Krankenversicherungen, die Einsparungen machen, die überschüssigen Gelder einbehalten. Dies erhöht die Motivation, Einsparungen vorzunehmen, was für das deutsche System nicht unbedingt gilt. Man könnte mit einem solchen System Geld sparen helfen; allerdings müssen auch die Kehrseiten gesehen werden. Dieses System kann zu Kontroversen zwischen Versicherungsträgern und Ärzten, z. B. über die Dauer einer notwendigen Krankenhausbehandlung bei einem suizidalen Patienten, führen. Zudem ist ein erhöhter bürokratischer Aufwand zu erwarten. Nach neueren Informationen werden die Einsparungen des amerikanischen Systems weitgehend durch höhere Verwaltungskosten zunichte gemacht.

Zur Stellung „Sozialpsychiatrischer Dienste (SPDi)" und Kliniken für Psychiatrie und Psychotherapie im „Gemeindepsychiatrischen Verbund (GPV)" am Beispiel Bayreuth/Kulmbach in Oberfranken

M. Wolfersdorf, M. Moos, H. Schulz, U. Vormann, R. Wendland, M. Zappe, W. Roder

Zusammenfassung

Nach einer kurzen Skizze der Problematik stationärer und außerstationärer Versorgung wird auf die Sozialpsychiatrischen Dienste in Bayern und hier insbesondere in Oberfranken sowie auf deren Aufgabenstellung eingegangen.

Einführung

Im Anschluss an die Psychiatrie-Enquete (1975) sowie die Vorlage des ersten (1980) bzw. zweiten (1990) Bayerischen Landesplanes zur Versorgung psychisch Kranker und psychisch Behinderter wird dem Ausbau der außerstationären Psychiatrie von politischer und psychiatrisch-versorgungspolitischer Seite her besondere Bedeutung zugemessen. Dies wird deutlich in der *Entwicklung der klinischen Psychiatrie*, die über verschiedene Stufen von Enthospitalisierung und Dezentralisierung deutliche Verkleinerungsschritte erfährt (also Verkleinerung des stationären Bettenbudgets sowie Auslagerung von sogenannten ehemaligen Langzeitpatienten, die in der Gemeinde in anderen Wohnformen überführt werden können) und in den allgemeinen Versorgungskreis „ambulant – teilstationär – stationär – nachstationär" eingegliedert wird.

In Baden-Württemberg hatten der dortige „Psychiatrieplan" (1974) sowie das „Landesmodellprogramm zur Weiterentwicklung der außerstationären psychiatrischen Versorgung" 1982–1986 schwerpunktmäßig Dienste zur Betreuung chronisch Kranker als notwendig erachtet. Hierzu wurde von Rössler und Mitarbeitern (1987) die wissenschaftliche Begleitung eingebracht, u. a. mit dem Hinweis auf die Gefahr, SPDi in freier Trägerschaft würden eher ihre Zielgruppe chronisch Kranke verfehlen als solche Sozialpsychiatrischen Dienste, die in medizinische Einrichtungen integriert seien. Das Ziel eines landesweiten Ausbaues der SPDi in Baden-Württemberg, mit der ausdrücklichen Vorgabe, Ärzte nicht als feste Mitarbeiter anzustellen, sondern über die SPDi die Kontaktaufnahme mit der ärztlichen Behandlung zu sichern (wodurch u. a. erreicht werden konnte, dass sich die Kassen an der Finanzierung beteiligten), wurde bei einer Anzahl von 60 Diensten von der ehemaligen Gesundheitsministerin Barbara Schäfer im Jahre 1991 als abgeschlossen bezeichnet [13].

Die bayerische Regierung nahm am Bonner Modellprogramm nicht teil, sondern stellte mit dem 1. Bayerischen Psychiatrieplan [1] (s. auch Kruse und Schulz [11]) ein eigenes Versorgungskonzept vor. Dieses sollte, vor allem mit den SPDi, Versorgungsstrukturen schaffen, die enthospitalisierte chronisch psychisch kranke Menschen unbürokratisch, niederschwellig und gemeindenah beim Aufbau eines Lebens außerhalb der psychiatrischen Fachkrankenhäuser unterstützen. Multiprofessionelle Teams aus Sozialpädagogen, Diplompsychologen, Ärzten, haupt- und ehrenamtlichen Helfern erscheinen hierfür besonders geeignet; eine Pauschalfinanzierung bietet große Gestaltungsfreiheit in Abhängigkeit regionaler Bedürfnisse. Dies war in Bayern ein erster bedeutsamer Schritt in Richtung Institutionalisierung der ambulanten psychiatrischen Versorgung, unterstützt durch zahlreiche ehrenamtliche Aktivitäten.

In Bayern ist nach dem 2. Psychiatrieplan von 1990 mindestens ein SPDi pro Landkreis und kreisfreier Stadt vorgegeben [2]. Diesen bis heute nicht gänzlich abgeschlossenen flächendeckenden Ausbau haben u. a. Brill [4], aber auch politische Vertreter der Bezirke immer wieder angemahnt (s. z. B. Protokoll Hauptausschluss des Verbandes der Bayerischen Bezirke (VBB) zur ambulant-komplementären psychiatrischen Versorgung in Bayern vom 29./30. April 1997 in Volkach bzw. vom 14./15. Mai 1998 in Gunzenhausen, Vorlage Kreuzer, Direktor VBB; s. auch Mitteilungen Roder, Geschäftsführer des Planungs- und Koordinierungsausschusses des Bezirkes Oberfranken, Bayreuth, zu Sozialpsychiatrischen Diensten in Oberfranken vom 25. Februar 1999). Gleichzeitig wird auf den vermehrten Personalbedarf für die sonst nicht leistbare aufsuchende Betreuungsarbeit hingewiesen (erwünschte „Gehstruktur" der SPDi) und neuerdings wieder die Integration eines Psychiaters mit Behandlungsberechtigung in das SPDi-Team angedacht.

Anmerkungen zur derzeitigen psychiatrisch-psychotherapeutischen Versorgung

Seit den 70er-Jahren hat sich die psychiatrisch-psychotherapeutische Versorgungsszene in Deutschland verändert. Die traditionelle Monopolstellung der psychiatrischen („Versorgungs"-)Krankenhäuser vom Typ des Bezirks- oder Landeskrankenhauses ist durch Dezentralisierungs- und Enthospitalisierungsmaßnahmen, durch den Ausbau ambulanter nervenärztlich-psychiatrischer und psychologischer Versorgung und durch ambulant-komplementärer Angebote im Wohn-, Arbeits- und Freizeitbereich zu Gunsten eines „stationär-außerstationären Spannungsfeldes" [12] verändert worden. Das *stationäre Versorgungsfeld* bot 1992 noch ca. 210 psychiatrische Fachkrankenhäuser in ganz Deutschland an, mit abnehmender Anzahl und abnehmendem Bettenbudget; im Jahre 1995 standen bereits 125 Psychiatrische Abteilungen zur Verfügung [7]. Stichworte heutiger stationärer Psychiatrie und Psychotherapie sind u.a. „innere Differenzierung" und „Gemeindepsychiatrie" [6, 16, 29].

Das *Gesamtsystem der psychiatrisch-psychotherapeutischen* Versorgung setzt sich aus der *psychiatrisch-psychotherapeutisch-psychosozialen Behandlung* und der psychiatrischen Rehabilitation zusammen; zur ersten gehören alle klinischen und psychosozialen Leistungen, die zum Zwecke der Heilung individueller psychischer Krankheit oder zur weitestgehenden Wiederherstellung psychischer Gesundheit erbracht werden ([19] S. 205). Diese Aufgabenstellung ist mit der derzeit vorliegenden stationären und außerstationären psychiatrisch-psychotherapeutischen Versorgungslandschaft zu leisten. Abbau von Betten in Kliniken allein genügt jedoch nicht. Untrennbar verbunden mit einer bedarfsgerechten Versorgung ist der Aufbau eines gemeindenahen Versorgungssystems [19], wobei der *Lebensweltbezug* („Gemeindenähe, Erreichbarkeit"), *das Prinzip der Behandlungsalternative mit der wenigsten Einschränkung* für den Patienten und die *Integration der psychiatrischen Versorgung in das allgemeine Sozial- und Gesundheitswesen* zu fordern sind. In der neueren Diskussion um spezialisierte Behandlungsangebote in Kliniken für Psychiatrie und Psychotherapie wird die Leitlinie „Gemeindenähe" „entmystifiziert", aber nicht in Frage gestellt. Für die Integration chronisch kranker Menschen wird sie weiterhin als grundsätzliche Forderung erhoben.

Die *heutigen Versorgungskonzepte* für akut und/oder chronisch psychisch kranke Menschen, von der Krisenintervention in einer suizidalen Lebensgefährdung bis hin zur Langzeittherapie bei einem Mehrfacherkrankten, z.B. einem sogenannten Doppeldiagnose-Patienten (Psychose u. Sucht), haben ihren *Schwerpunkt* eindeutig *im ambulanten, nervenärztlich-psychiatrischen und psychologischen Bereich.* Die ärztliche und psychologische Versorgung wird auch weiterhin das Rückgrad der ambulanten Psychiatrie und Psychotherapie sein. Allerdings sind psychische Krankheiten gekennzeichnet durch eine hohe Rezidivierungs- und Chronifizierungstendenz, die mit einer ausgeprägten Beeinträchtigung von Arbeitsfähigkeit und Lebensqualität einhergehen können. Nun beträgt zwar die Lebenszeitprävalenz für eine schizophrene Erkrankung nur ca. 1%, Menschen mit einer schizophrenen Erkrankung haben jedoch aufgrund der Verlaufsform mit einem hohen Grad an Beeinträchtigung im kognitiven, Antriebs- und Leistungsbereich zu rechnen. Wegen einer meist frühen Ersterkrankung in einer Lebenszeit der Ausbildung, der sozialen Orientierung und Beziehungsgründung besteht ein hohes Chronifizierungsrisiko und eine Langzeitbehandlung ist wahrscheinlich. Hier finden *Sozialpsychiatrische Dienste (SPDi)* mit den entsprechenden psychosozialen und psychologischen Angeboten, Institutsambulanzen an psychiatrischen Kliniken mit tagesstrukturierenden Möglichkeiten z.B. der Ergotherapie, sowie komplementär-rehabilitative Elemente der psychiatrischen Versorgung mit Schwerpunkt Wohnen, Arbeit und Teilhabe am gesellschaftlichen Leben ihren Platz [19].

Die *psychiatrischen Fachkrankenhäuser* bzw. *Kliniken für Psychiatrie und Psychotherapie,* wie sie heute genannt werden, sind Teil eines kreisförmig

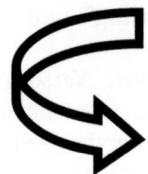

Fachkrankenhaus/Abteilung

klinische
Psychiatrie und
Psychotherapie

**Gemeinde-
psychiatrische
Versorgung
(PSAG, GPV)**
- Psychiater, Nervenärzte,
  Allgemeinärzte
- psychologische und
  ärztliche Psychotherapeuten
- SPDi
- Vereine und andere
  psychosoziale Einrichtungen
- Beratungsstellen,
  Suchtberatungsstellen
- amb. psychiatrische Pflege
- Arbeitsamt, Kirche, usw.

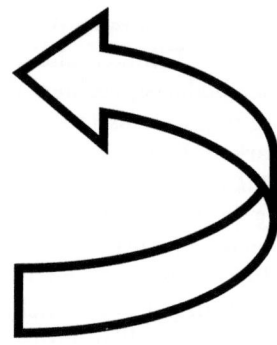

Abb. 1. Psychiatrische Versorgung

angelegten Versorgungskonzeptes (Abb. 1), das seinen Schwerpunkt im ambulant-komplementären Bereich hat. Sie bieten hochspezialisierte Angebote für Subgruppen von Patienten [8], wenn nötig auch unter beschützenden Rahmenbedingungen. Auch im Zeitalter neuer, sogenannter atypischer Neuroleptika sowie einer guten psychiatrisch- und neuerdings dann auch psychologisch-psychotherapeutischen Versorgungsdichte gibt es chronisch psychosekranke Menschen. Die naive Hoffnung, durch die Veränderung von Hospitalisationsbedingungen, durch die Verbesserung des medizinisch-psychiatrischen und pflegerischen Versorgungsstandards, durch spezialisierte Therapie- und Pflegeangebote, durch die Integration verschiedener Berufsgruppen – Sozialpädagogen, Ergotherapeuten, Bewegungstherapeuten, Musiktherapie usw. –, eine Chronifizierung, Invalidisierung, schwere Krankheitsverläufe, die vorzeitige Berentung oder langfristige Behandlungsdauern usw. vermeiden zu können und ambulant nur noch einen, moderne Neuroleptika verschreibenden Hausarzt/Psychiater sowie Psychoedukation zur Wiedererkennung von Erkrankung zu benötigen, lag und liegt eindeutig daneben. Gerade für schwer schizophren erkrankte Menschen (zur Klientel der Klinik für Psychiatrie und Psychotherapie am Bezirkskrankenhaus Bayreuth siehe Tabelle 1 u. 2) ist die gesamte Therapie- und Rehabiliationskette einzufordern. Sie reicht von der Akutstation bis in die außerstationären Wohngemeinschaften, von nebenwirkungsarmen Neurolep-

Tabelle 1. Aufnahmen*

Stationen	n	%	Summe
A 2 Allgem. offene Aufnahme	57	2,8	
A 3 Allgem. geschlossene/offene Aufnahme	307	15,4	
A 5 Allgem. geschlossene/offene Aufnahme	184	9,2	
A 4 Psychotherapie/Psychotherap. Medizin	38	1,9	
A 6 Depressionsstation	93	4,6	548 (27,5%)
B 1 Sucht, offene Aufnahme	35	1,7	
B 2 Sucht, geschlossene Aufnahme	514	25,7	
B 3 Niederschwelliger Drogenentzug	156	7,8	705 (35,3 %)
G 1 Gerontopsychiatrie Demenzstation	96	4,8	
G 2 Gerontopsychiatrie Allgem. Aufnahme	148	7,4	
G 3 Gerontopsychiatrie Depressionsstation	170	8,5	414 (20,7%)
R 5 Med. Rehabilitation	34	1,7	
S 1/5 Klinische Sozialpsychiatrie	36	1,8	
R 6 Tagesklinik	69	3,5	
O Psychiatrisch-Heilpäd. Bereich	58	2,9	
Aufnahmen insgesamt			1995 (100%)

* Zeitraum: 01.01.1998–30.09.1998. KPP, BKH Bayreuth, BADO (nach Stationen) (Stand Juli 1999)

Tabelle 2a. Entlassungsdiagnosen nach ICD-10*

ICD-10 Entlassungsdiagnosen	n	%	VWD
F0 Organische, einschließlich symptomatische psychische Störungen	208	11,3	25,6 (1–114)
F1 Psychische und Verhaltensstörungen durch psychotrope Substanzen	782	42,3	18,7 (1–153)
F2 Schizophrenie, schizotype und	328	17,7	35,3 (1–314)
F3 Affektive Störungen	257	13,9	46,1 (1–186)
F4 Neurotische-, Belastungs- und somatoforme Störungen	141	7,6	27,1 (1–284)
F5 Verhaltensauffälligkeiten mit körperlichen Störungen oder Faktoren	7	0,4	50,0 (2–148)
F6 Persönlichkeits- und Verhaltensstörungen	68	3,7	55,7 (1–261)
F7 Intelligenzminderung	15	0,8	35,4 (3–105)
F8 Entwicklungsstörungen	2	0,1	42,0 (16–68)
F9 Verhaltens- u. emotionale Störungen mit Beginn in Kindheit und Jugend	8	0,4	25,2 (2–81)
Sonstiges	32	1,7	
Diagnosen insgesamt	1848		

*Zeitraum: 01.01.1998–30.09.1998; Verweildauer (Tage); Klinik für Psychiatrie und Psychotherapie; BKH Bayreuth nach BADO

Tabelle 2b. Doppeldiagnosen nach ICD-10 (n=70)*

1. Psychiatrische Entlassungsdiagnose ICD-10	+	2. Psychiatrische Entlassungsdiagnose ICD-10	n
F 10 Störung durch Alkohol	+	F 20 Schizophrenie	20
	+	F 28 Sonstige nichtorganische psychotische Störung	1
F 11 Störung durch Opioide	+	F 20 Schizophrenie	2
F 13 Störung durch Sedativa	+	F 20 Schizophrenie	1
	+	F 23 Akute vorübergehende psychotische Störung	1
F 19 Störung durch multiplen Substanzgebrauch	+	F 20 Schizophrenie	5
	+	F 25 Schizoaffektive Störung	1
F 20 Schizophrenie	+	F 10 Störung durch Alkohol	6
	+	F 12 Störung durch Cannabinoide	1
	+	F 19 Störung durch multiplen Substanzgebrauch	1
F 25 Schizoaffektive Störung	+	F 10 Störung durch Alkohol	8
	+	F 19 Störung durch multiplen Substanzgebrauch	4
Insgesamt			70

* KPP, BKH Bayreuth, BADO; * Entlassungsdiagnosen 01.01.1998-30.09.1998 (n gesamt=1999)

tika bis zum niedergelassenen Psychiater, der auch ergotherapeutisch-tagesstrukturierende Maßnahmen verschreibt, von der Institutsambulanz mit ihren spezifischen therapeutischen Angebot bis hin zum Angebot von Sozialpsychiatrischen Diensten mit Tagesstätten, Gruppenangeboten, Wohngemeinschaftsbetreuung, spezifischer Arbeitsplatzbetreuung usw.

Derzeit zeichnet sich als wahrscheinlich zukünftig wachsendes Problem die Zunahme sogenannter rehospitalisierter Patienten ab – z.B. chronisch Psychosekranke mit Verhaltensauffälligkeiten, Doppeldiagnosepatienten Psychose/Sucht, Patienten mit raschem Wechsel zwischen externem Wohnheim und Klinik, u.a., also sämtlich Patienten, die unter derzeitigen Fürsorgebedingungen auf Dauer nicht heimfähig sein werden [17, 20, 21], ganz abgesehen vom Problem der Um- statt Enthospitalisierung [27].

Das komplementäre ambulante Versorgungssystem hat mittlerweile einen hohen Differenzierungsgrad erreicht, der es den Nutzern dieses Dienstleistungsbereiches immer schwieriger macht, den Überblick bei der Suche nach angemessenen Betreuungs- und Behandlungsformen zu behalten. Hinzu kommt die Trägervielfalt in diesem Bereich, die nicht immer „a priori" auf Kooperation und bedarfsorientierte Versorgung fokussiert ist.

In Bayern entstehen nun an einigen Orten im Rahmen von Modellversuchen Strukturen, die als „Gemeindepsychiatrischer Verbund" (GPV) bezeichnet werden und sich von ihrem Selbstverständnis auf einen personenzentrierten Ansatz verpflichten; durch ihre Arbeit wollen sie zur Sicherstellung einer zeitgemäßen, bedarfsorientierten und wohnortnahen Versorgung eines jeden psychisch Kranken und Behinderten innerhalb einer definierten Region beitragen. Der GPV setzt sich zusammen aus Vertretern aller an der Versorgung psychisch kranker und behinderter Menschen beteiligten Träger und Institutionen aus dem jeweiligen Versorgungsgebiet und ist ein eigenständiges Organ im Rahmen der Psychosozialen Arbeitsgemeinschaft (PSAG; siehe auch Abb. 1).

Ziel des GPV ist die Vernetzung und Koordinierung der bestehenden Hilfsangebote. Erreicht werden soll dies auf der Grundlage des „Case-Managements", also intensiver Fallbesprechungen, die sich in der Regel mit den Personen beschäftigen, die bereits die unterschiedlichsten Hilfsangebote und Einrichtungen durchlaufen haben und gemeinhin als „schwierig" bis „hoffnungslos" gelten. Längerfristiges Ziel bei der Realisierung des oben erwähnten Sicherstellungsauftrages könnte die Verabschiedung eines Versorgungsvertrages durch die GPV-Mitglieder sein, um darüber ein höheres Maß an Verbindlichkeit herzustellen. Neben qualitativen Aspekten spielen bei allen diesen Überlegungen sicherlich auch ökonomische Gründe eine nicht unwesentliche Rolle, wobei die Relation zwischen Aufwand und Ergebnis aller Bemühungen in der Balance bleiben muss.

Diese „*Gemeindepsychiatrischen Verbünde*" *(GPV)* – als freiwillig zu patientenbezogener („Case Management") Arbeit sich verpflichtende Gruppe außerstationärer Einrichtungen und als Teil der „Psychosozialen Arbeitsgemeinschaft" (PSAG) einer Region auch versorgungsplanerisch beteiligt, gemeinsam mit der jeweiligen regionalen psychiatrisch-psychotherapeutischen Klinik – könnten ein möglicher Weg zu einer verbesserten Zuständigkeit für chronisch psychisch kranke Menschen in der Gemeinde sein. Hier wird sich zeigen (müssen), ob der zeitliche (und auch ökonomische) Aufwand ein mögliches Ergebnis, ein verbessertes Angebot für die Betroffenen durch Zusammenarbeit aller an Behandlungen und Rehabilitation beteiligten Einrichtungen, rechtfertigt.

Sozialpsychiatrische Dienste in Bayern bzw. Oberfranken

Die nachfolgenden Angaben orientieren sich an den Ergebnissen einer Umfrage durch die Hauptverwaltung des Verbandes der Bayerischen Bezirke vom Mai 1998 [9, 18]. Tabelle 3 gibt eine Übersicht zu den SPDi in Bayern, ergänzt durch die Übersicht zu den psychosozialen Suchtberatungsstellen in Tabelle 4. Zum Vergleich wird die Mitteilung von Witte ([28]; persönliche Mitteilung vom Januar 1999) über die Sozialpsychiatrischen Dienste in Berlin angeschlossen (Tabelle 5). Einer der Unterschiede besteht nicht nur in der wesentlich höheren Personalzuordnung (auf eine geringere Einwohnerzahl), sondern auch in der Integration eines Arztes, was das Leistungsprofil der SPDi modifiziert. Dabei hat die Anzahl der SPDi von 1994–1998 einen sehr guten Ausbau erfahren, wenngleich von einer flächendeckenden Versorgung Bayerns nicht gesprochen werden kann. Derzeit gibt es 85 SPDi-Volldienste sowie 79 Sucht-Volldienste in Bayern. Die Trä-

Tabelle 3. Sozialpsychiatrische Dienste in Bayern (SPDi Stand Jan. 1998) (Umfrage bei Bezirken nach Kreuzer, VBB, 14./15.05.1998) [10, 18]

Bezirke	Volldienste	Außenstellen	Planung bis Ende 1998	Fachpersonal (derzeit)	Anzahl pro Kopf Bezirksbevölkerung
Oberbayern	33	–	–	94[1]	1:42482
Niederbayern	9	–	1 Außenstelle	24	1:48247
Oberpfalz	8	–	–	20,6	1:51638
Oberfranken	8	1	–	29,08	1:38301
Mittelfranken	11[2]	4	1 Außenstelle	36,5	1:45951
Unterfranken	8	4	1 Außenstelle	24,08	1:55111
Schwaben	8	9	–	32,2	1:53811
Gesamt:	85	18	3	260,6	–
Ausbau:	1994:	64 SPDi-Volldienste/17 Außenstellen			
	1998:	85 SPDi-Volldienste/18 Außenstellen			

[1] davon 9 nicht durch Bezirk gefördert; [2] davon 1 nicht durch Bezirk gefördert

Tabelle 4. Psychosoziale Suchtberatungsstellen in Bayern (Stand Jan. 1988, Umfrage bei Bezirken nach Kreuzer, VBB, 14./15.05.1998) [10, 18]

Bezirke	Volldienst	Außenstellen	Planung bis Ende 1998	Fachpersonal (derzeit)	Anzahl pro Kopf Bezirksbevölkerung
Oberbayern	42	17	–	108[1]	1:36975
Niederbayern	8	1	–	24,5	1:47262
Oberpfalz	3	4	1 Volldienst	12	1:88646
Oberfranken	4	1	–	21,05[2]	1:52911
Mittelfranken	11	3	1 Volldienst	45,29	1:37032
Unterfranken	4	3	–	27,5[3]	1:48257
Schwaben	7	7	–	35,5[1]	1:48809
Gesamt:	79	36	2 Volldienste	273,84	–
Ausbau:	1994:	43 Volldienste/13 Außenstellen			
	1998:	79 Volldienste/36 Außenstellen			

[1] Ohne Berücksichtigung von Kontaktläden, Präventionseinrichtungen, Substitutionsambulanzen, Notschlafstellen; [2] davon 1, 5, 3/davon [3] nicht durch Bezirk gefördert

Tabelle 5. Sozialpsychiatrische Dienste in Berlin (Stand Jan. 1999, persönl. Mitteilung M. Witte, Neuland) [28]

Alter Standard:	Je 20 000 Einwohner	1 Sozialarbeiter
	Je 80 000 Einwohner	1 Arzt
		+Verwaltung (in Praxis derzeit unterbesetzt)
(Einwohner Berlin 3 425 7759 Stand 31.12.1997)		

Derzeit pro Bezirk im Gesundheitsamt 1 SPDi, d.h. 23 SPDi auf 23 Bezirke	
Leistungen:	■ Beratung und Betreuung bei psychischen/psychiatrischen Problemen:
	■ in Krisen
	■ bei psychiatrischem Notfall (evtl. Klinikeinweisung, auch nach PsychKG)
	■ Ärztliche Gutachten, psychiatrische Diagnostik für andere Ämter
Struktur:	■ Komm- und Gehstruktur, in den meisten Diensten auch
	■ Patientenclubs, evtl. auch weitere Gruppenangebote

Tabelle 6. Tätigkeiten der SPDi (Erhebungszeitraum 4 Wochen Feb./März 1988, mod.). (Aus: Forschungsbericht zur Effektivität und Effizienz der Sozialpsychiatrischen Dienste in Bayern i. A. des StAMAS; G. Neubauer 1989) [14, 15]

Einzelaufnahmen	Anteil am gesamten Zeitbudget %
Soziale und psychologische Beratung	22,2
Nachgehende Betreuung	9,8
Betreuung beschützter Wohnungen	9,8
Freizeit-, Erholungsmaßnahmen	8,6
Betreuung Suchtkranker	5,9
Schulung Laienhelfer	1,2
Zusammenarbeit Ärzte	0,9
Zusammenarbeit Kliniken	1,8
Zusammenarbeit sonstiger Einrichtungen	2,6
Gesamt	ca. 61

Dazu zusätzlich:
- Supervision, Fortbildung, Teamgespräch
- Dokumentation
- Öffentlichkeits-, Gremienarbeit

gerschaft der Sozialpsychiatrischen Dienste liegt bei den Wohlfahrtsverbänden, mit wenigen Ausnahmen, z. B. Fürth. Die Wohlfahrtsverbände sind die Rechtsträger (Subsidiaritätsprinzip), die Bezirke tragen den Hauptteil der Personal- und Sachkosten. Der Verband der Bayerischen Bezirke ist bemüht, in die jeweiligen SPDi zusätzlich ärztlich-medizinische Kompetenz mit Behandlungsmöglichkeit zu integrieren. Zumindest wird diese Überlegung, in deutlicher Abgrenzung von Baden-Württemberg, seit einigen Monaten ernsthaft diskutiert, unabhängig davon, wie dazu die Auffassung in den SPDi selbst ist. Dabei ist die Konkurrenz zu niedergelassenen Psychiatern zu berücksichtigen, ein Problem, das man durch ein Behandlungsverbot für den Arzt im SPDi auf Dauer nicht lösen kann. In dem Moment, wo SPDi wie in Berlin hoheitliche Aufgaben übernehmen müssen, ist die Integration eines Arztes nötig. Anderseits wurde die Effektivität der bayerischen SPDi in ihrer jetzigen Konstruktion von Neubauer [14] belegt.

Das *Leistungsprofil der SPDi* lässt sich anhand einiger Daten aus dem „Forschungsbericht zur Effektivität und Effizienz der Sozialpsychiatrischen Dienste in Bayern" erlesen, welcher von Neubauer [15] im Auftrage des Staatsministeriums für Arbeit und Sozialordnung in Bayern erstellt wurde. Tabelle 6 listet die Einzelaufgaben der im Februar/März 1988 vier Wochen lang untersuchten SPDi auf. Hier wird deutlich, dass die Hauptaufgaben der SPDi sich um soziale und psychologische Beratung (22%), um nachgehende Betreuung (ca. 10%) sowie Betreuung beschützten Wohnens (ca. 10%) drehen. Abbildung 2 gibt die Einbindung der SPDi in das psychosoziale Versorgungsnetz gut wieder. Hier werden im ambulanten Bereich 27%, im stationären Bereich 26% und über Beratungsstellen 17%

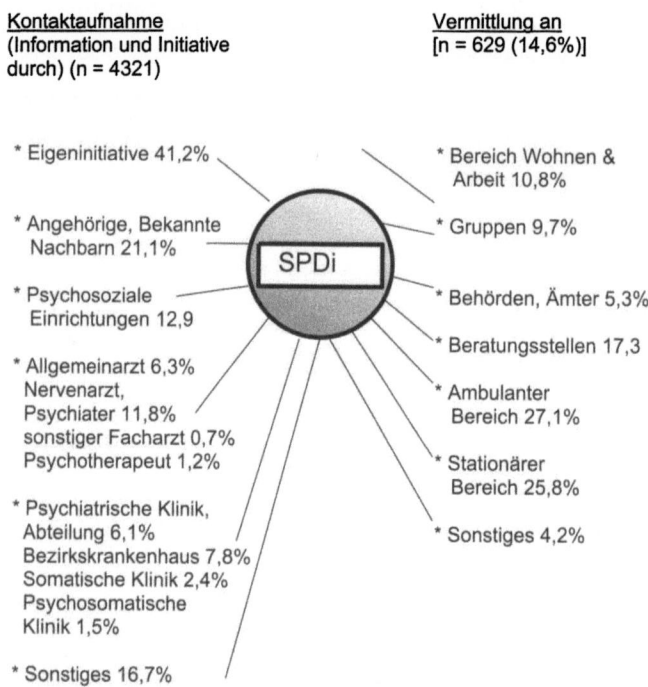

Abb. 2. Einbindung der SPDi in das Versorgungsnetz (Mehrfachangaben möglich). (Aus: Forschungsbericht zur Effektivität und Effizienz der Sozialpsychiatrischen Dienste in Bayern i. A. des StAMAS; Neubauer [15])

der Personen, die um Kontakt und Hilfe anfragten, vermittelt. Damit entspricht das Tätigkeitsprofil der SPDi dem, was in den bayerischen Psychiatrieplänen an konzeptuellen Vorstellungen vorgehalten wurde. Die abschließende Übersicht zu den *Leistungsangeboten der verschiedenen SPDi in Oberfranken* (Tabelle 7) zusammengestellt nach Jahresberichten, belegt nicht nur die intensive Arbeit der Sozialpsychiatrischen Dienste, sondern auch eine gute Inanspruchnahme, was für die Notwendigkeit dieser Einrichtungen und für ihre zentrale Position im ambulanten Versorgungssystem spricht. Nach Rössler und Salize [18] sollte jedes Versorgungsgebiet mit den Elementen Aufsuchend-ambulanter Dienst, Einrichtung mit Kontaktstellenfunktion sowie Tagesstätte ausgestattet sein. Die Kontaktstellen- und Koordinationsfunktion kann man sich im deutschen psychosozialen Versorgungssystem am ehesten bei den Sozialpsychiatrischen Diensten vorstellen.

Tabelle 7. Leistungsangebote verschiedener SPDi in Oberfranken (nach Jahresberichten)

SPDi Hof (Träger Diakonisches Werk Hof e.V.) (Evang. Stadtmission) (Jahresbericht 1997)	Haus- und Klinikbesuche (nachgehend) Kontaktgruppenangebot Betreutes Wohnen (WG, Einzelwohnen) 6½ Fachkräfte, 1 Verwaltungskraft, Ehrenamtliche Ländliche Struktur, ca. 1600 km² Fläche, ca. 252 000 Einwohner 1997: 3623 Beratungen, 457 Hausbesuche, 97 Klinikbesuche, 115 Kriseninterventionen bei 35 Klienten, 40 Wochenenddienste Neueinrichtung einer Kontakt- und Begegnungsstätte
SPDi Marktredwitz/Wunsiedel/Selb (Träger Diakonisches Werk Selb-Wunsiedel e.V.) (Aus Gruppenangebote 1999)	Beispiel Gruppenangebote: Kontaktgruppen, Angehörigengruppe Wunsiedel (Selbsthilfe- gruppe)
SPDi Kronach-Lichtenfels (Träger AWO Ober- und Mittelfranken e.V.) (Tätigkeitsbericht 1997)	Betreute Personen 1997 n = 496; zuvor Behandlung 55% durch Psychiatr. Klinik, 27% durch Facharzt, 20% Hausarzt; 49% Psychiatr. Erkrankung; 49% während Betreuung durch SPDi in psychiatr. Behand- lung, 45% keine 20% nach ICD-10 F 2×Pat., 26% F 4×Pat., 17% F 3 Pat. Persönl. Beratung 32%; Tel. Beratung 19%; Gruppenberatung 26%; Hausbesuche 2%; Klinik Heimbesu- che 3%; klientenbezogene Kontakte zu anderen Stellen 9%; Klientenkontakte insgesamt 4351 Gruppenangebote: Angehörigengruppe, Freizeit- und Kon- taktgruppe, Schwimmgruppe, Eutonie, Entspannungskurs, Gesprächsgruppen Öffentlichkeitsarbeit, Gremienarbeit 4½ Vollkräfte (dazu 1 Praktikant ½ Jahr) inkl. 1 VK Verwaltung; stdw. Ärztin
SPDi Kulmbach (Träger Bayer. Rotes Kreuz, Kreisverband Kulmbach (Jahresbericht 1997)	1997: Inanspruchnahme durch 136 Personen, Klientenkon- takte 1798 (1996: 1178) MitarbeiterInnen: 1,0 VK Dipl.-Psych. (Leiterin), 2×0,5 VK Soz. päd., 0,5 VK Verwaltung Von 136 Personen Einzelbetreuung 123, davon zusätzliche Gruppenangebote 34, nur Gruppen- und Freizeitangebote 13 Pers., Kurzkontakte 15, Arbeitsassistent + SPDi, 4 Pers., Angehörigen- beratung 12 Pers. Klienten/Pat. (n = 136) 30% mit Partner, 23% allein lebend, 19% mit Partner+eigener Fam., 21% mit Herkunftsfamilie, Rest verschiedenes Psychiatr. Vorgeschichte: amb. 39% (3/4 Nervenarzt), statio- när 41% (davon BKH Bayreuth 86%, 12% Psychosomat. Klinik), ohne Vorbehandlung 12%, Rest unbekannt Gleichzeitige Behandlung + SPDi: mit Nervenarzt 38%, Haus- arzt u. Ä. 21%, Psychiat. Klinik 7,5%; ohne Behandlung 20%; unbekannt 10% Kontakthäufigkeit: 1×26%/2–5×35%/6–10×15%, >10×25%. Abgeschlossen: 35%, weitergeführt nach 1997: 43%

Tabelle 7 (Fortsetzung)

SPDi Bayreuth (Träger Diakonisches Werk Stadtmission Bayreuth e. V.) (Jahresbericht 1996):	1996: Inanspruchnahme insgesamt 778 Personen (1995: 774), davon: Gruppenbesucher 1996: 333 Personen (1995: 284 Pers.), Angehörige 1996: 97 Pers. (1995: 71 Pers.); Außensprechstunde Pegnitz 1996: 41 Pers. (1995: 35) Einzelkontakte/Beratung 5316 (1995: 5230): Sprechstundenberatungen 2249, Hausbesuche 192, Klinikbesuche 133, Begleitung zu Ämtern, Ärzten etc. 68, Telefonkontakte 2209, Briefkontakte 79, Gruppenberatung 389 Tagesstrukturierende Gruppen- und Freizeitarbeit („Treffpunkt Regenbogen") „Psychoseseminar" 3×3 Seminare mit ca. 30 Personen 1,0 VK Dipl.-Psych. (Leitung), 2×1,0 und 2×0,5 VK Dipl.-Soz.-päd., Beratung Nervenarzt 4 h; Praktikantinnen, 2×0,5 Verwaltung, Ehrenamtliche Klienten (n=416): 41% ledig, 31% verh., 16% geschieden, 7% verwitwet; Alter: 26–35 J: 31%, 36–45 J: 24%, 46–55 J: 16%, 56–65 J: 12%; allein lebend 41%, in eigener Familie 25%, mit Partner 14% Psychiatr. *Vorgeschichte:* amb. 22%, stat. 51%, ohne 22%. Gleichzeitige Behandlung durch Hausarzt u. Ä. 35%, Nervenarzt 34%, Psychiatr. Klinik 13% (insgesamt 70%, dabei Mehrfachnennungen) Diagnose: Schizophrenien 21%, affekt. Psychosen, vor allem Manien 6,5%; Neurosen 32%; Persönlichkeitsstörung (BPSt.) 7%, Psychosom. KH 11%, Alkoholismus 6%, u. a., ohne Diagnose 19%. Nach Jahresbericht 1998: F2 Schizophrenien 29%, F3 Affektive Störungen 12%, F4 Neurotische Störungen 29%, F6 Persönlichkeitsstörungen 15%. Sonstige 8%, ohne Diagnose 7% Kontakthäufigkeit: 1×5%, 2–5×40%, 6–10×17%, >10×38%; abgeschlossen am Jahresende: 33%, abgebrochen: 13%, fortgeführt im folgenden Jahr: 54%

Literatur

1. Bayerisches Staatsministerium für Arbeit und Sozialordnung (1980) Erster Bayerischer Landesplan zur Versorgung psychisch Kranker und psychisch Behinderter. München
2. Bayerisches Staatsministerium für Arbeit und Sozialordnung (1990) Zweiter Bayerischer Landesplan zur Versorgung psychisch Kranker und psychisch Behinderter. Bayerisches Staatsministerium für Arbeit und Sozialordnung, München
3. Berger H, Schirmer U (Hrsg) (1993) Sozialpsychiatrische Dienste. Entwicklung, Konzepte, Praxis. Lambertus, Freiburg im Breisgau
4. Brill KE (1993) Sozialpsychiatrische Dienste: ein Überblick. In: Berger H, Schirmer U (Hrsg) Sozialpsychiatrische Dienste. Entwicklung, Konzepte, Praxis. Lambertus, S 100–122
5. Deutscher Bundestag (1975) Bericht über die Lage der Psychiatrie in der Bundesrepublik Deutschland – zur psychiatrischen und psychotherapeutischen/psychosomatischen Versorgung der Bevölkerung. Bundestags-Drucksache 7/4200, Bonn
6. Deutsche Gesellschaft für Psychiatrie, Psychotherapie und Nervenheilkunde (DGPPN) (1997) Die Behandlung psychischer Erkrankungen in Deutschland. Springer, Berlin Heidelberg New York

7. Häfner H (1997) Überlegung zur Zukunft des Psychiatrischen Krankenhauses. In: Cording C, Weig W (Hrsg) Die Zukunft des Psychiatrischen Krankenhauses. Roderer, Regensburg, S 18–43
8. Keller P, Pöhlmann M, Wolfersdorf M (1999) Aspekte der Zusammenarbeit eines Psychiatrischen Krankenhauses mit nachklinischen Einrichtungen. Kerbe 17:5–7
9. Kreuzer M (1998) Ambulant-komplementäre psychiatrische Versorgung. Anlage zur Sitzung des Hauptausschusses des Verbandes der Bayerischen Bezirke am 14./15. Mai 1998 in Gunzenhausen. Persönliche Mitteilung
10. Kreuzer M (1997) Stand der ambulant-komplementären psychiatrischen Versorgung in Bayern. Anlage zur Sitzung des Hauptausschusses des Verbandes der Bayerischen Bezirke am 29./30. April 1997 in Volkach. Persönliche Mitteilung
11. Kruse CH, Schulz H (1998) Stärkung der ambulanten Versorgungsstrukturen für Menschen mit Behinderungen. Vortrag 11. Mai 1998 in Neuendettelsau. Unveröffentl. Manuskript
12. Kukla R (1997) Die Zukunft der psychiatrischen Krankenhäuser aus der Sicht der Träger. In: Cording C, Weig W (Hrsg). Die Zukunft des Psychiatrischen Krankenhauses. Roderer, Regensburg, S 63–72
13. Ministerium für Arbeit, Gesundheit, Familie und Frauen Baden-Württemberg (1991) Psychiatriepolitik in Baden-Württemberg. Bilanz und Perspektiven. Gesundheitspolitik 17, herausgegeben von Frau Barbara Schäfer, MdL, Ministerin für Arbeit, Gesundheit, Familie und Frauen, Baden-Württemberg
14. Neubauer G (1987) Effektivität und Effizienz der Sozialpsychiatrischen Dienste in Bayern. Forschungsbericht im Auftrage des Bayerischen Staatsministeriums für Arbeit und Sozialordnung. Unter Mitarbeit von Haberhauer M, Rehermann P. Universität der Bundeswehr München, München
15. Neubauer G (1989) siehe 14
16. Oschinsky AM (1996) Von der Anstalt zum gemeindepsychiatrischen Krankenhaus. In: Wächtler C et al. (Hrsg) Psychiatrie und Gesellschaft. Eigenverlag Allg. KH Ochsenzoll, Hamburg
17. Richter D, Berger K, Eikelmann B (1999) Was kennzeichnet den psychiatrischen Problempatienten? Fortschritte Neurologie Psychiatrie 67:21–28
18. Roder W (1999) Kurzmitteilung Sozialpsychiatrische Dienste. Bestandsaufnahme der Regierung von Oberfranken zur Situation der Sozialpsychiatrischen Dienste (SPDi) in Oberfranken. Persönliche Mitteilung vom 25.02.1999, Bayreuth
19. Rössler W, Salize HJ (1996) Die Psychiatrische Versorgung chronisch psychisch Kranker – Daten, Fakten, Analysen. Band 77. Schriftenreihe des Bundesministeriums für Gesundheit. Nomos Verlagsgesellschaft, Baden-Baden, insbes. S 205
20. Ropers G (1995) Gemeindeorientierte Enthospitalisierung von chronisch psychisch Kranken einer Großklinik. Nordrhein-Westfälischer Forschungsverbund Public Health. Zwischenbericht Juni 1995, S 252–267
21. Ropers G, Röhl KP, Spancken E (1997) Ehemalige Langzeitpatienten in neuen Lebensorten – ein Landschaftsbild. Vortrag bei Tagung „Enthospitalisierung im Rheinland". Manuskript bei Landschaftsverband Rheinland, Köln
22. Sozialpsychiatrischer Dienst Bayreuth (1996) Jahresbericht 1996, herausgegeben vom Diakonischen Werk Stadtmission Bayreuth e.V.
23. Sozialpsychiatrischer Dienst Kulmbach (1997) Jahresbericht 1997, herausgegeben vom Bayerischen Roten Kreuz, Kreisverband Kulmbach
24. Sozialpsychiatrischer Dienst Hof (1997) Jahresbericht 1997, herausgegeben vom Diakonischen Werk Hof e.V., Evangelische Stadtmission
25. Sozialpsychiatrischer Dienst Kronach-Lichtenfels (1997) Tätigkeitsbericht 1997, vorgelegt von der Arbeiterwohlfahrt Bezirksverband Ober- u. Mittelfranken e.V.
26. Sozialpsychiatrischer Dienst Marktredwitz/Wunsiedel/Selb (1999) Gruppenangebote 1999. Informationsmaterial
27. Theunissen G (Hrsg) (1998) Enthospitalisierung – ein Etikettenschwindel? Klinkhardt, Bad Heilbrunn

28. Witte M (1998) Situation der Sozialpsychiatrischen Dienste in Berlin Stand Januar 1998. Persönliche Mitteilung DGS-Vorstandssitzung 30. Januar 1999 in Bayreuth
29. Wolfersdorf M (1999) Innere Differenzierung des Psychiatrischen Krankenhauses. Krankenhauspsychiatrie 10:1–6

Zusammenfassung der Diskussion

Die Zusammenarbeit der sozialpsychiatrischen Dienste mit den niedergelassenen und den Krankenhausärzten hat sich in den letzten Jahren entscheidend verbessert. So bestanden beispielsweise früher z. T. ideologische Diskrepanzen in Hinblick auf die adäquate Behandlung von psychiatrischen Patienten. Bei den sozialpsychiatrischen Diensten bestanden früher zum Teil, wohl noch als Folge der „antipsychiatrischen Phase", erhebliche, nicht in der Sache begründete Vorbehalte gegen die Verwendung von Psychopharmaka, z. B. bei der Behandlung von Schizophrenen. Dies sei atmosphärisch besser geworden.

Neuroleptika – Qualitätsmanagement und Arzneimittelsicherheit

H. E. Klein

Zusammenfassung

Die über Jahrzehnte hinweg währende Dynamik bei der Weiterentwicklung der Sicherheit, z. B. im Straßenverkehr, lässt auf die hohe Priorität an Sicherheitsbedarf in unserer Gesellschaft rückschließen. Während Prozesse, die die Verkehrssicherheit weiterentwickeln, nachfrageorientiert und im Rahmen der marktwirtschaftlichen Gegebenheiten systemimmanent gesteuert werden, unterliegen entsprechende Prozesse zur Entwicklung der Arzneimittelsicherheit komplexeren Mechanismen. Weil die Promotion von Qualitätssicherung und Arzneimittelsicherheit nicht marktwirtschaftlichen Regeln folgt, muss sie aktiv von allen im Gesundheitswesen Verantwortlichen betrieben werden. Am Beispiel von bereits eingeführten Postmarketing-Surveillance-Projekten wie z. B. das AMÜP (Arzneimittelüberwachung in der Psychiatrie) oder das AMSP (Arzneimittelsicherheit in der Psychiatrie), aber auch am Beispiel der Weiterentwicklung von einzelnen Medikamenten (Clozapin) wird deutlich, dass Qualitätsmanagement und Arzneimittelsicherheit nicht nur mit ökonomisch vertretbarem Aufwand, sondern auch effektiv betrieben werden können.

Arzneimittelsicherheit: Ist hier Forschung nötig und möglich?

Die gesundheitspolitische Diskussion der letzten Jahre war in allen so genannten entwickelten Ländern durch Kontroversen zwischen individuellem Anspruch auf Gesundheitsleistungen, notwendigen Bedarf und Finanzierbarkeit bestimmt.

Die Diskrepanz zwischen steigendem Individualanspruch auf eine leistungsfähigere Gesundheitsversorgung einerseits und den limitierenden Ressourcen andererseits hat aber auch zu wirkungsvollen Impulsen für das Qualitätsmanagement in vielen Bereichen des Gesundheitswesens geführt. Die Entwicklung eines neuen Arzneimittels verschlingt bis zur Zulassung bzw. Markteinführung etwa 2- bis 3-stellige Millionenbeträge. Das Unternehmen, das ein Arzneimittel herstellt, geht dabei hohe wirtschaftliche Risiken ein, denen aber auch andererseits hohe Gewinnchancen gegenüberstehen. Die volkswirtschaftlichen Gegebenheiten sowie die Vorgaben der Gesundheitspolitik wirken sich auch in den Ländern, die eine führende

Position in der pharmazeutischen Forschung und Entwicklung haben, hemmend auf die Arzneimittelforschung aus. Nur diejenigen neu entwickelten Arzneimittel haben eine Chance, zugelassen zu werden, und können sich dann auf dem Markt gegenüber etablierten Pharmaka durchsetzen, die eine günstigere Gewichtung bezüglich erwünschter und unerwünschter Wirkungen aufweisen. Damit beinhaltet die Entwicklung neuer Arzneimittel stets auch einen Fortschritt zu mehr Arzneimittelsicherheit.

Im Sinne des steigenden Bedürfnisses nach einer erfolgreicheren und sichereren Medizin wäre eine aktive Arzneimittelforschung auch bei bereits zugelassenen Arzneimitteln angemessen, wenn nicht u. a. die erheblichen Kosten dagegen stehen würden. Die thematisierte Frage, ob Arzneimittelsicherheit nötig und möglich ist, ist für den ersten Teil uneingeschränkt zu bejahen. Einer weiteren Erörterung bedarf allerdings die im zweiten Teil des Themas angesprochene Frage, ob und in welcher Form die Entwicklung der Arzneimittelsicherheit unter den gegebenen volkswirtschaftlichen Bedingungen möglich ist. Am Beispiel der Entwicklung der Sicherheit im Straßenverkehr lässt sich erkennen, dass die gesellschaftliche Bereitschaft die aus einer diesbezüglichen Forschung und Entwicklung resultierenden finanziellen Belastungen zu tragen, grundsätzlich gegeben ist.

Zu Beginn der 70er-Jahre wurden dreimal mehr Menschen als heute durch Verkehrsunfälle getötet. Diese drastisch verringerte Sterblichkeit im Straßenverkehr konnte trotz erheblich gestiegenem Verkehrsaufkommen und trotz erheblich gestiegener Unfallhäufigkeit erreicht werden. Sie ist u. a. dem verbessertem Rettungs- und Gesundheitssystem, den besser ausgebauten Verkehrswegen aber eben auch der Verbesserung der Sicherheit von Kraftfahrzeugen zuzuschreiben. Der dafür erforderliche volkswirtschaftliche und individuelle Aufwand wird weitgehend klaglos hingenommen; im Gegenteil, Sicherheitsaspekte sind für das Marketing von Automobilen so attraktive Kaufargumente, dass gesetzliche Vorgaben dafür kaum erforderlich werden. Auch wenn der Vergleich zwischen Arzneimittel einerseits und Sicherheit im Straßenverkehr andererseits hinken mag, drängte sich auch den deutschen Pharmakologen bei ihrer Jahrestagung 1999 diese Gegenüberstellung auf, wenn sie auf ihrer Internet-Homepage PharmacOnNet formulierten: „In Deutschland sind im vergangenen Jahr mehr Menschen an Medikamenten gestorben als bei Unfällen im Straßenverkehr. Falsch verordnete Einnahme von Arzneien führte 1998 bei rund 25 000 Personen zum Tod."

Wenngleich die gerundete Zahl der angeblich durch Einnahme von Arzneien zu Tode Gekommenen schon darauf hinweist, dass es sich nur um eine grobe Schätzung handeln kann, ist doch dem hinter dem plakativen, standespolitisch motivierten Cassandraruf stehendem Anspruch beizupflichten: Die Sicherheit von Arzneimitteln muss sich an solchen gesellschaftlich relevanten Parametern messen lassen.

Die Entwicklung von Arzneimitteln zu einem hohen Sicherheitsstandard darf deshalb nicht mit der Zulassung enden, sondern muss ein kontinuierlicher Prozess sein, der ein Arzneimittel begleiten sollte, solange es angewandt wird. Dieser Bereich der Arzneimittelforschung wird im anglo-amerikanischen Sprachraum als „postmarketing-drug survailance" bezeichnet. Der ins Deutsche übersetzte Begriff „Anwendungsbeobachtung" ist leider durch gleichnamige, wissenschaftlich bemäntelte Marketingmaßnahmen, entwertet. Bei den gegensätzlichen Zielsetzungen nach mehr Arzneimittelsicherheit einerseits und Kostenminimierung andererseits ist die Forschungsmethode Anwendungsbeobachtung in besonderer Weise angemessen. Die Kosten für klinische Prüfungen von Psychopharmaka betragen pro Studienwoche je nach Forschungsaufwand und Studiendesign bis zu mehrere Tausend DM pro Patient. Die Kosten für wissenschaftlich fundierte Anwendungsbeobachtungen betragen nur einen Bruchteil davon. Die Kostenaspekte sind ein gewichtiger, aber unter dem Gesichtspunkt der Arzneimittelsicherheit nicht der bedeutsamste Vorzug von Anwendungsbeobachtungen.

Die hauptsächlichen Vorteile von Anwendungsbeobachtungen erwachsen daraus, dass die diesbezüglichen Erfahrungen unter realen stationären und ambulanten Anwendungsbedingungen ermöglicht werden. Allein aus wirtschaftlichen Erwägungen ist es derzeit nicht möglich aber wohl auch in Zukunft nicht zu erwarten, dass Arzneimittel mit einem vergleichbaren Aufwand, wie er im Rahmen des Zulassungsverfahrens betrieben wird, auch nach ihrer Markteinführung weiterentwickelt werden. Es liegt in der Natur der Forschungsmethodik zur Entwicklung eines neuen Arzneimittels, dass es im Beginn seiner Beforschung, d.h. bis zur Zulassung vornehmlich bei Patienten geprüft wird, die nur an der einen Erkrankung leiden, bei der das Arzneimittel seine therapeutische Wirkung entfalten soll. Der Katalog der Ausschlusskriterien von Erkrankungen in den Studienprotokollen für Arzneimittelprüfungen ist entsprechend umfangreich. Er enthält nicht nur den Ausschluss von anderen begleitenden Erkrankung, sondern schließt in der Regel auch andere Medikamente aus, auch solche, wie sie sehr häufig von Diabetikern, Hypertonikern und anderen Patienten mit chronischen Erkrankungen eingenommen werden.

In Deutschland wurden entsprechende Konzepte zur Anwendungsbeobachtung in Form des AMÜP, später durch das AMSP und durch eine Reihe anderer standardisierter Erfassungsverfahren entwickelt (Literaturübersicht in [1]).

Am AMÜP-Projekt nehmen mittlerweile 11 Kliniken, vornehmlich aus dem süddeutschen Raum teil. In die Studien sind kontinuierlich etwa 9000 Patienten einbezogen. An regelmäßigen Stichtagen werden die Medikamentengaben der Patienten der beteiligten psychiatrischen Kliniken erhoben, um die gemeldeten unerwünschten Arzneimittelwirkungen in Relation zur Anwendungshäufigkeit stellen zu können. Am Stichtag wurden 4085 Patienten (93,8%) mit 9619 Medikamenteneinzelgaben behandelt, wobei 53,4% der Verabreichungen auf Neuroleptika entfielen, 15,8% auf Antidepressiva und 12,5% auf Sedativa. Am häufigsten waren Patienten an den Stichtagen stationär aufgenommen, die dem schizophrenen Formenkreis zuzuordnen waren (48,8%). Während Ärzte bei Befragung nach ihrer Behandlungsintention stets für eine Monotherapie votieren, zeigt sich in der

Tabelle 1. Kombinationstherapie: AMÜP-Stichtagserhebung

Zahl der kombinierten Medikamente	Zahl der psychopharmakologisch behandelten Patienten	Prozentualer Anteil der psychopharmakologisch behandelten Patienten
1	1142	28,00%
2	1291	31,60%
3	952	23,30%
4	508	12,40%
5	147	3,60%
6	42	1,00%
7	2	0,10%
	4084	100,00%

Medikamentenkombination und Angabe zu Anzahl und prozentuale Verteilung der Kombination psychopharmakologisch behandelter Patienten

klinischen Wirklichkeit eines psychiatrischen Versorgungskrankenhauses, dass die psychopharmakologisch behandelten Patienten stets mehrere Medikamente gleichzeitig erhalten (Tabelle 1). In der AMÜP-Stichprobe wurden Patienten im Durchschnitt mit 2, 4 Psychopharmaka gleichzeitig behandelt. 5% erhielten 4 Psychopharmaka oder mehr, 23% der Patienten wurden mit 3 Psychopharmaka behandelt, 31,6% mit 2 und nur 28% aller Fälle erhielten eine psychopharmakologische Monotherapie. Die Behandlung mit nicht psychopharmakologisch wirksamen Arzneimitteln blieb in den genannten Prozentangaben unberücksichtigt. Allein die Zahl der daraus theoretisch denkbaren aber auch möglichen Arzneimittelinteraktionen würde – die Vorgehensweise von typischen klinischen Prüfungen, wie sie z. B. im Rahmen von Zulassungsverfahren durchgeführt werden, zugrundegelegt – einen Forschungsaufwand bedeuten, der auch unter prosperierenden volkswirtschaftlichen Verhältnissen nicht zu leisten ist.

Ein weiterer Beleg für die hohe Effizienz von Anwendungsbeobachtungen kann am Beispiel der vorbildlichen „postmarketing-drug survailance" von Clozapin gesehen werden. Schon kurz nach der Markteinführung ließen fatale Ereignisse in Finnland und später auch in anderen Ländern erkennen, dass Clozapin in einem vergleichsweise hohen Prozentsatz zu Granulozytopenien und Agranulozytosen führt. Durch eine rigide, sowohl vom Hersteller wie von Anwendern und auch Behörden gleichermaßen engagiert betriebene Arzneimittelüberwachung konnte trotz der Clozapin intrinsischen Risiken eine zu anderen Neuroleptika vergleichbare Arzneimittelsicherheit erzielt werden. Der Zuwachs an verkauften Packungen führte zwar zu häufigeren Meldungen von Granulozytopenien und auch Agranulozytosen nicht dagegen zu einem proportionalen Anstieg von fatalen Ereignissen (Abb. 1). Seit der Einführung von AMÜP (Arzneimittelüberwachungsprojekt) an den bayerischen Fachkrankenhäusern für Psychiatrie und Psychotherapie kam es an keinem der beteiligten Fachkrankenhäuser zu einem Todesfall unter Clozapin.

Neuroleptika – Qualitätsmanagement und Arzneimittelsicherheit

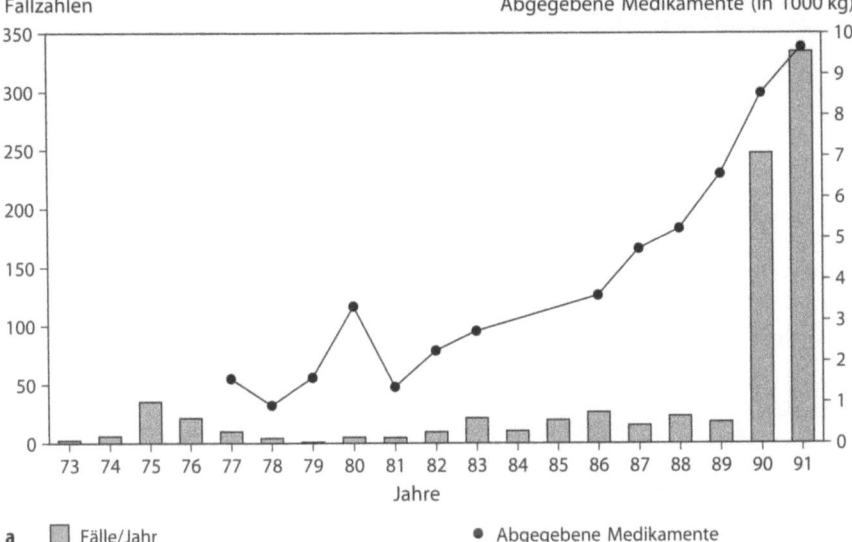

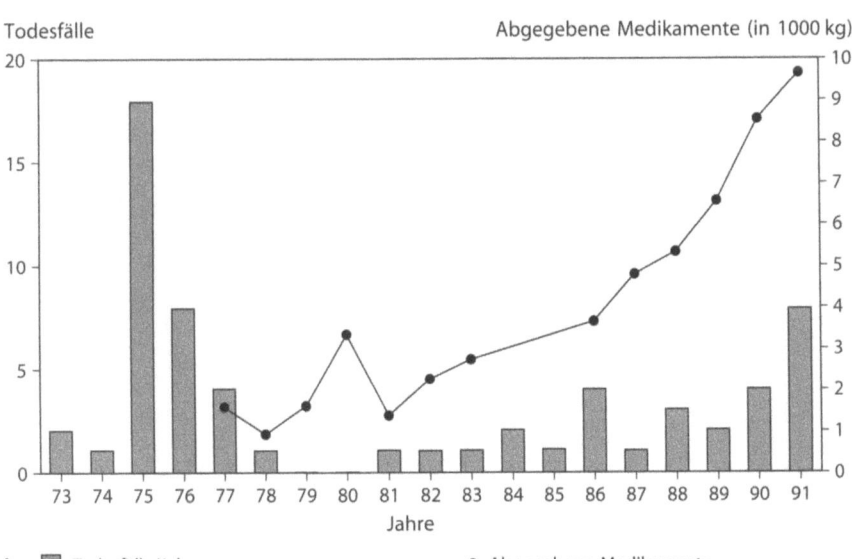

Abb. 1a,b. Todesfälle durch Agranulozytosen, die mit Clozapin (Leponex) in Verbindung gebracht wurden. Der Zuwachs an verkauften Packungen führte zwar zu häufigeren Meldungen von Granulozytopenien und Agranulozytosen (**a**) nicht aber zu einem proportionalen Anstieg von Todesfällen (**b**) [2]

Dies ist ein Beleg dafür, dass durch geeignete Formen der Arzneimittelüberwachung auch bei ökonomischem Mitteleinsatz ein beachtlicher Sicherheitszuwachs erreicht werden kann. Die steigenden gesellschaftlichen Sicherheitsbedürfnisse aber auch die diesbezüglichen rechtlichen Normen, die sich u. a. in Form eines steigenden rechtlichen Schutzes vor Alltagsrisiken niederschlagen, verpflichten insbesondere in der Medizin zu einer kontinuierlichen Forschung im Bereich der Arzneimittelsicherheit. Das Beispiel AMÜP zeigt, dass diese Form der Arzneimittelüberwachung in den klinischen Betrieb von Versorgungskrankenhäusern integrierbar ist und mit geringem wirtschaftlichem Aufwand ein erheblicher Zuwachs an Arzneimittelsicherheit gewonnen werden kann. Forschung und Förderung von Arzneimittelsicherheit ist nicht nur nötig, sondern auch unter der Bedingungen der klinischen und ambulanten Versorgung möglich.

Literatur

1. Arzneimitteltherapie (1999) Sonderheft 17:3
2. Krupp P, Dev V (1992) Granulocytopenia during Leponex treatment. Situation report 31st December 1991. Data on File, Novartis Pharma GmbH, Nürnberg

Zusammenfassung der Diskussion

Es wurden verschiedene Modelle zur Erfassung von unerwünschten Wirkungen diskutiert, die nach dem Marketing einer Substanz auftreten können. In kontrollierten Studien werden zwar unerwünschte Wirkungen besonders genau erfasst. In solchen randomisierten, kontrollierten Studien wird allerdings eine Auslese von nicht multimorbiden, jüngeren, weniger schwer kranken Patienten behandelt, die nicht immer repräsentativ für die in der täglichen Praxis behandelten Patienten sind. In der Realität werden außerdem oft 2–4 Medikamente bei einem Patienten kombiniert. In naturalistischen Modellen können solche Kombinationsbehandlungen miterfasst werden. Außerdem sind die bei klinischen Studien verwendeten Fallzahlen zu gering, um seltene Nebenwirkungen (z. B. 1:10 000) zu erkennen. Daher sind Spontanerfassungssysteme für unerwünschte Nebenwirkungen dringend notwendig, z. B. das AMÜP- oder das AMSP-Projekt. Hierbei werden Tausende von neuroleptischen Behandlungen erfasst.

Erhöhte Mortalität bei Schizophrenie und möglicher Einfluss der antipsychotischen Behandlung

B. Bandelow, E. Rüther

■ Zusammenfassung

Die Mortalitätsrate bei schizophrenen Patienten ist doppelt so hoch wie die der Gesamtbevölkerung. Zu den Ursachen zählen Suizide, Unfälle, Gewalthandlungen, Katatoniefälle, körperliche Erkrankungen und Alkohol- oder Drogenmissbrauch.

Neuroleptika werden im Allgemeinen als sichere Medikamente angesehen. In seltenen Einzelfällen kann es unter der neuroleptischen Behandlung jedoch zu ernsten und möglicherweise tödlichen Komplikationen kommen. Zu den gefährlichen Zwischenfällen bei Neuroleptikatherapie zählen epileptische Krampfanfälle, das maligne neuroleptische Syndrom, Agranulozytose, Herzstillstand, Myokarditis, Atemstillstand, Lungenembolie, Kreislaufkollaps und Hypothermie. Plötzliche, ungeklärte Todesfälle sind ebenfalls mit der neuroleptischen Behandlung in Verbindung gebracht worden. Allerdings scheint deren Inzidenz unter Neuroleptikabehandlung nicht höher zu sein als in der allgemeinen Bevölkerung. Folgende mögliche Ursachen dieser Todesfälle wurden vermutet: Asphyxie durch einen behinderten Schluckreflex, laryngeal-pharyngeale dystonische Spasmen, Herzstillstand aufgrund von Arrhythmie, maligne Hypotonie, epileptische Krampfanfälle oder eine exzessive vagale und adrenerge Stimulation unter Fixierungsmaßnahmen. Im vorliegenden Artikel werden Vorsichtsmaßnahmen zur Verhinderung letaler Zwischenfälle unter der antipsychotischen Behandlung erläutert.

■ Einleitung

Neuroleptika werden im Allgemeinen als sehr sichere Medikamente angesehen. In äußerst seltenen Einzelfällen kann es jedoch unter der antipsychotischen Behandlung zu ernsten und manchmal letalen Zwischenfällen kommen. Plötzliche, unerwartete und unerklärbare Todesfälle wurden mit der antipsychotischen Behandlung in Verbindung gebracht. Allerdings können solche plötzlichen Todesfälle auch bei nicht mit Neuroleptika behandelten Personen vorkommen. Die im Vergleich zur allgemeinen Bevölkerung deutlich erhöhte Mortalität bei Schizophrenie kann auch durch zahlreiche andere Faktoren erklärt werden, die nicht mit der antipsychotischen Behand-

Tabelle 1. Mögliche Gründe für die erhöhte Mortalität bei schizophrenen Patienten

Natürliche Ursachen	Unnatürliche Ursachen

■ Katatonie
■ Körperliche Erkrankungen
  – Kardiovaskuläre Erkrankungen
  – Lungenerkrankungen
  – Gastrointestinale Erkrankungen
  – Infektionskrankheiten
  – Urogenitale Erkrankungen
	■ Suizide
	■ Unfälle
	■ Gewalttaten
	■ Substanzmissbrauch
	  – Alkohol
	  – Nikotin
	  – Illegale Drogen (z. B. Kokain)
	■ Iatrogene Ursachen (Verursachung durch Neuroleptika oder Kombinationsbehandlungen)
	  – Epileptische Krampfanfälle
	  – Malignes Neuroleptika-Syndrom
	  – Agranulozytose
	  – Herzstillstand (QT-Verlängerung; Torsade de pointes)
	  – Myokarditis
	  – Atemstillstand
	  – Kreislaufkollaps
	  – Hypothermie
	  – Plötzliche (unerwartete, unerklärte) Todesfälle

lung in Verbindung stehen. Es ist schwierig, allein aus epidemiologischen Daten zu schließen, ob die antipsychotische Behandlung die Mortalität bei Schizophrenen erhöht.

In der vorliegenden Arbeit werden Daten zur Exzess-Mortalität bei Schizophrenen zusammengestellt. Der mögliche Einfluss natürlicher und unnatürlicher Ursachen und die Beteiligung der neuroleptischen Behandlung werden diskutiert (Überblick: Tabelle 1). Schließlich werden Vorschläge für die Verringerung des Risikos letaler Zwischenfälle bei der antipsychotischen Behandlung aufgezeigt.

■ Exzess-Mortalität bei Schizophrenie

Auch ohne eine neuroleptische Behandlung ist bei schizophrenen Patienten das Risiko eines verfrühten Todes erhöht. Eine erhöhte Mortalität bei psychiatrischen Patienten wurde bereits im 19. Jahrhundert beobachtet [23]. Nach den meisten Studien ist die Mortalität bei schizophrenen Patienten doppelt so hoch wie in der allgemeinen Bevölkerung [11, 40, 50, 55, 59]. In einer Studie wurde sogar ein 3fach erhöhtes Risiko beobachtet [9].

Suizid

Die Suizidrate ist bei Schizophrenen im Vergleich zur allgemeinen Bevölkerung 8,5fach erhöht (zum Vergleich: 20fach bei Depressionen, 1,8fach bei Patienten mit malignen Neoplasmen) [29]. Suizidimpulse bei schizophrenen Patienten können vereinfacht in solche eingeteilt werden, die durch eine paranoid-halluzinatorische Symptomatik entstehen (z.B. Stimmen, die befehlen, aus dem Fenster zu springen) oder solche, die durch depressive Syndrome entstehen, die manchmal nach Remission einer psychotischen Episode auftreten [5]. Manche dieser depressiven Syndrome wurden mit der antipsychotischen Behandlung in Verbindung gebracht [6]. Allerdings kann die neuroleptische Behandlung auch zu einer Reduktion der Suizidfälle führen. In einer Studie [71] wurde eine Verminderung der Mortalitätsrate durch Clozapin gefunden, und zwar hauptsächlich durch eine Abnahme der Suizidraten.

In einigen Untersuchungen zur erhöhten Mortalität bei Schizophrenie war Suizid allerdings der hauptsächliche Kausalfaktor [48, 66]. Mortensen und Juel {48} untersuchten Todesfälle bei 9156 Schizophrenie-Behandlungsfällen. Suizide waren für 50% der Todesfälle bei Männern und für 35% bei Frauen verantwortlich. Das Suizidrisiko war im ersten Behandlungsjahr besonders hoch. Die meisten Suizide treten bei jungen Patienten unter 40 Jahren auf [10]. Andere Risikofaktoren sind männliches Geschlecht, gleichzeitig bestehende depressive Symptome und die Phase nach einer Krankenhausentlassung [63]. In einer Studie wurden allerdings natürliche Ursachen und nicht Suizid als Hauptursache der erhöhten Mortalität gefunden [40].

Unfälle

Schizophrene Patienten sterben häufiger durch Unfälle als gesunde Personen [2, 23, 47, 63, 67]. Nachlässigkeit und Unvorsichtigkeit als Bestandteil der schizophrenen Symptomatik könnten für dieses erhöhte Risiko verantwortlich sein. In einigen Fällen können auch Drogen- oder Alkoholabhängigkeit eine Rolle spielen. Weiterhin besteht die Möglichkeit, dass sich hinter manchen „Unfällen" eine Suiziddunkelziffer verbirgt.

Gewalttaten

Schizophrene haben ein erhöhtes Risiko, Opfer einer Gewalttat zu werden [1]. Mögliche Ursachen hierfür sind Drogen- oder Alkoholmissbrauch, sozialer Abstieg oder das antisoziale Verhalten als Ausdruck der schizophrenen Erkrankung [61].

Katatonie

Vor der Einführung der Neuroleptika war die Katatonie ein schwer wiegendes Krankheitsbild mit meistens tödlichem Ausgang. Die Katatonie wurde 1849 zum ersten Mal von Dr. Luther Bell vom McLean Asylum in Massachusetts beschrieben [8]. Nach Einführung der Neuroleptika kam es zu einem dramatischen Abfall der tödlichen Katatoniefälle – von 75–100% in der Vor-Neuroleptika-Ära auf 31% in den späten 80er-Jahren [51, 60]. Dennoch bleibt die Katatonie noch ein ernstes Problem in der Schizophreniebehandlung. Da die Hauptsymptome der Katatonie, Hyperthermie und Rigor, auch beim malignen neuroleptischen Syndrom auftreten können und die meisten Patienten bei der Aufnahme bereits mit Neuroleptika vorbehandelt sind, ist es manchmal schwierig, zwischen diesen beiden Syndromen zu differenzieren. Manchmal führt eine Behandlung mit einem Benzodiazepin, z.B. Lorazepam, zu einer raschen Besserung. Die Elektrokonvulsionstherapie ist immer noch Mittel der Wahl bei einer Katatonie. Außerdem wurden Medikamente, die sich auch beim neuroleptischen malignen Syndrom als sinnvoll erwiesen hatten, nämlich Bromocriptin bzw. Amantadin sowie Dantrolen und Benzodiazepine, auch mit Erfolg bei der Katatonie eingesetzt [60].

Drogen-, Alkohol- und Nikotinmissbrauch

Der Missbrauch illegaler Drogen ist bei Patienten mit Schizophrenie im Vergleich zur Allgemeinbevölkerung erhöht [33]. Dies mag als untauglicher Versuch einer Selbstmedikation bei Verfolgungswahn und Halluzinationen angesehen werden.

Bis zu 60% der chronisch schizophrenen Patienten betreiben Alkoholmissbrauch [28]. Dies trägt sicher zur Erhöhung der Mortalitätsrate bei [46].

Da schizophrene Patienten häufig exzessive Raucher sind, haben sie ein erhöhtes Risiko, an Herz-Kreislaufkrankheiten zu erkranken [75]. Durch Rauchen kann via Enzyminduktion der Plasmaspiegel der Neuroleptika gesenkt werden. Möglicherweise kann das exzessive Rauchen bei Schizophrenen als Versuch gewertet werden, die unerwünschten Wirkungen der Neuroleptika abzuschwächen [31].

Körperliche Erkrankungen

Auch natürliche Ursachen tragen zur erhöhten Mortalitätsrate bei schizophrenen Patienten bei. Dies mag darauf zurückgeführt werden, dass die schizophrene Symptomatik zu einer Einschränkung der Fähigkeiten des Patienten führt, körperliche Erkrankungen zu erkennen, ärztliche Hilfe aufzusuchen und dann die vorgeschlagenen therapeutischen Maßnahmen konsequent durchzuführen. Kardiovaskuläre, gastrointestinale, urogenitale, Atemwegs- und Infektionserkrankungen treten bei schizophrenen Patienten häufiger auf [17, 23, 33, 47, 50, 66].

Auch wenn der Einfluss des Substanzmissbrauchs auspartialisiert wird, bleibt dennoch eine erhöhte Rate körperlicher Erkrankungen bei Schizophrenen im Vergleich zu Kontrollen übrig [17].

Die Krebsmortalität scheint bei Schizophrenen jedoch nicht überzufällig erhöht zu sein [1, 47, 48, 55, 63].

Obwohl die erhöhte Mortalität durch körperliche Erkrankungen auf einen ungesunden Lebensstil schizophrener Patienten zurückgeführt werden könnte, könnte möglicherweise auch die antipsychotische Behandlung hiermit in Verbindung stehen. Es ist jedoch schwierig, einen solchen Zusammenhang auf der Basis epidemiologischer Daten oder historischer Vergleiche nachzuweisen, da die Mehrheit der schizophrenen Patienten eine antipsychotische Behandlung erhält und ein Vergleich mit einer unbehandelten Kontrollpopulation aus Gründen der fehlenden Randomisierung nicht schlüssig wäre.

Lebensbedrohliche Nebenwirkungen unter antipsychotischer Behandlung

Die therapeutische Breite der Neuroleptika ist hoch. Besonders die hochpotenten Neuroleptika mit fast reiner Dopamin-D_2-Rezeptorblockade (z.B. Butyrophenone wie Haloperidol) besitzen eine weite Spanne zwischen der geringsten effektiven Dosis und der höchsten tolerierten Dosis (z.B. zwischen 1 und 100 mg für Haloperidol). Dies ist von großem Vorteil, da schizophrene Patienten ja oft eine individuelle Dosistitrierung mit hoher Varianz benötigen. Mittel- und niedrigpotente Antipsychotika haben eine geringere therapeutische Breite. Dies liegt daran, dass höhere Dosen erforderlich sind, um eine den hochpotenten Substanzen entsprechende äquivalente antipsychotische Wirkung zu erreichen. Der Antagonismus an anderen (a-adrenergen, cholinergen, histaminergen und serotonergen) Rezeptoren führt dann zu unerwünschten Wirkungen, die eine weitere Dosissteigerung limitieren.

Obwohl die atypischen Neuroleptika wie Risperidon oder Olanzapin zu der Hochpotenzgruppe gehören, haben sie ebenfalls ein breites Rezeptorbindungsprofil, wodurch die therapeutische Breite geringer wird als bei hochpotenten Butyrophenonen.

Obwohl Antipsychotika in der Regel als sehr sicher angesehen werden, kann es in seltenen Einzelfällen zu schwer wiegenden und möglicherweise tödlichen Komplikationen kommen. Diese werden im Folgenden beschrieben.

Epileptische Anfälle

Epileptische Anfälle können sowohl unter typischen als auch unter atypischen Antipsychotika auftreten. Abhängig von der Dosis können epileptische Anfälle bei Patienten mit Krampfanfällen in der Anamnese, aber auch bei Patienten ohne eine solche Vorgeschichte ausgelöst werden. Allerdings ist das Risiko von Krampfanfällen bei Schizophrenen auch ohne neuroleptische Behandlung erhöht [73].

Die Häufigkeit von Anfällen bei Gabe von Chlorpromazin in einer Dosis unter 900 mg pro Tag liegt unter 1% und steigt bei Dosen über 1000 mg pro Tag auf 10% an [64].

Aus statistischen Gründen ist es schwierig festzustellen, welches Neuroleptikum am wenigsten die Krampfschwelle senkt. Eine Untersuchung mit verschiedenen Neuroleptika ergab kein signifikant erhöhtes Risiko für das eine oder andere Medikament [12]. Lediglich für Clozapin ergab sich kein erhöhtes Risiko (3%) [19], während die Häufigkeit bei anderen atypischen Antipsychotika mit 1% der der typischen Neuroleptika entspricht.

QT-Verlängerung

Eine Verlängerung der ventrikulären Repolarisation, die im Elektrokardiogramm durch das QT-Intervall gemessen wird, ist ein bekannter Effekt bei verschiedenen Antipsychotika. Eine QT-Verlängerung kann zu Arrhythmie oder zu einer „Torsade de pointes" führen, die sich klinisch in Schwindel, Herzrasen und möglicherweise auch in Synkopen äußern kann. Die Torsade de pointes kann aber auch zu Kammerflimmern und zum plötzlichen Tod führen.

Bei verschiedenen Neuroleptika wurde eine Verlängerung des QT-Intervalls beobachtet (Tabelle 2). Bei den atypischen Substanzen wurde beson-

Tabelle 2. QT-Verlängerung bei Neuroleptika

Neuroleptikum	Quelle
Chlorpromazin	Buckley et al. (1995)
Amisulprid	Harry (1997), Tracqui et al. (1995)
Droperidol	Guy et al. (1991), Lawrence u. Nasraway (1997)
Haloperidol	Aunsholt (1989), Mueller et al. (1983), Turbott u. Cairns (1984), Zee-Cheng et al. (1985)
Olanzapin	Fachinformation
Pimozid	Fachinformation
Risperidon	Fachinformation, Harry (1997)
Sertindol	Fritze u. Bandelow (1999)
Sultopride	Harry (1997)
Thioridazin	Buckley et al. (1995)

ders Sertindol mit einer QT-Verlängerung in Verbindung gebracht. Eine detaillierte Analyse der QT-Verlängerung durch Sertindol findet sich bei Fritze und Bandelow [22]. Bei Thioridazin-Überdosen ist die Kardiotoxizität höher als bei anderen Antipsychotika [12]. Bei Butyrophenonen (z. B. Haloperidol oder Droperidol) tritt eine QT-Verlängerung nur bei massiven Überdosierungen [48, 74] oder bei schwerstkranken Patienten auf [20, 37, 44]. Nach den Gebrauchsinformationen von Olanzapin, Pimozid und Risperidon sind bei diesen Medikamenten QT-Verlängerungen aufgetreten. Bei Quetiapin scheint die QT-Verlängerung keine Rolle zu spielen.

Myokarditis

Als seltene Nebenwirkungen unter Clozapin kann eine Myokarditis auftreten [7], die tödlich verlaufen kann [32, 42]. Andere Neuroleptika wurden nicht mit Myokarditis in Verbindung gebracht.

Kreislaufkollaps

Die α-adrenergen Eigenschaften mancher Neuroleptika sind für hypotensive Effekte verantwortlich. Niedrig- und mittelpotente Neuroleptika können eher zu einer Senkung des Blutdrucks führen als hochpotente, da sie im Vergleich zur Dopamin-D_2-Blockade eine höhere Affinität für α-adrenerge Rezeptoren haben. Besonders bei älteren Patienten kann der Blutdruckabfall zu schwer wiegenden Komplikationen führen. Die Hypotonie kann Komplikationen wie Schock, Koma, Herz-Kreislaufinsuffizienz und Herzinfarkt führen. Ein Kollaps kann außerdem Frakturen nach sich ziehen; die dadurch verursachte Immobilisation kann zum Tod durch Lungenentzündungen oder andere Komplikationen führen.

Manchmal werden höhere Dosen niedrigpotenter Neuroleptika wie Levomepromazin verwendet, um in Notfällen erregte Patienten zu sedieren. Es ist jedoch sicherer, ein hochpotentes Neuroleptikum wie Haloperidol zu verwenden, da hier wegen der geringeren α-adrenergen Blockade eine schwer wiegende Hypotonie seltener ist. Die neueren atypischen Neuroleptika wie Risperidon und Olanzapin können ebenfalls zu Hypotonie führen. Die Dosis sollte langsam erhöht werden, um das Risiko zu vermindern.

Blutbildveränderungen

Blutbildveränderungen sind vor allem bei Clozapin ein Problem. Die kumulative Inzidenz einer Agranulozytose beträgt 0,8% nach einer 1-jährigen Behandlung [3]. Blutbildveränderungen wurden auch bei den Phenothiazinen beschrieben [24, 52]; jedoch treten tödliche Fälle seltener auf als unter Clozapin. Für die neuen atypischen Substanzen wie Risperidon, Olanzapin und Quetiapin liegen bisher noch unzureichende Daten vor. Wegen der bisher hohen Zahl der Anwendungen dieser Medikamente ist jedoch nicht zu vermuten, dass diese Substanzen ein erhöhtes Risiko für Blutbildveränderungen haben.

Malignes neuroleptisches Syndrom

Das maligne neuroleptische Syndrom (MNS) ist eine seltene, aber schwer wiegende Erkrankung, die sich zu jeder Zeit während einer neuroleptischen Behandlung einstellen kann und die in bis zu 20% der Fälle tödlich verläuft [13]. Die häufigsten Symptome sind Hyperthermie, Rigor, Bewusstseinsveränderungen und autonome Dysfunktion. Zu den Risikofaktoren gehören frühere MNS-Episoden, Exsikkose, Erregungszustände, die Häufigkeit der Anwendung von Neuroleptika und die parenterale Gabe [14]. Das MNS tritt bei einer Behandlung mit typischen Neuroleptika mit einer hohen Affinität für den Dopaminrezeptor häufiger auf. Die Pathomechanismen dieses Syndroms sind bisher noch nicht geklärt. Es gibt mehrere Gemeinsamkeiten zwischen folgenden neurotoxischen Syndromen:

Serotoninsyndrom [41],

neurotoxische Syndrome, die durch eine Lithium-Neuroleptika-Kombination verursacht wurden [16],

maligne Hyperthermie (einem genetisch bedingten Syndrom, das nach Anästhesie auftreten kann) [62],

maligne Katatonie [60] und

depressiver Stupor [36].

Die Identifizierung eines gemeinsamen zu Grunde liegenden Pathomechanismus könnte die Suche nach einer geeigneten spezifischen Behandlung erleichtern.

Es bestand die Hoffnung, dass atypische Neuroleptika seltener ein malignes neuroleptisches Syndrom auslösen können, da dieses mit der Behandlung mit hochpotenten Dopaminblockern in Verbindung gebracht wurde. In der letzten Zeit wurden jedoch einige Fallberichte über mit Clozapin, Olanzapin und Risperidon assoziierten malignen neuroleptischen Syndrome publiziert [15, 43, 57]. Auch unter Quetiapin trat bereits ein Fall auf.

Maßnahmen zur Verhinderung bzw. Behandlung eines malignen neuroleptischen Syndroms werden unten beschrieben. Nach Remission eines MNS kann eine antipsychotische Behandlung wieder begonnen werden, wobei allerdings ein erhöhtes Risiko besteht, das von der verstrichenen Zeit seit der Remission und der Dosis des Neuroleptikums abhängt.

Hypothermie

Eine Hypothermie wurde in manchen Fällen mit plötzlichen Todesfällen unter Neuroleptikabehandlung in Verbindung gebracht [72]. Die Hypothermie kann durch nächtliches Einnässen, Krampfanfälle, Klimaanlagen, inadäquate Bekleidung oder durch die antipsychotische Medikation verursacht werden. Der mögliche Pathomechanismus für eine neuroleptikainduzierte Hypothermie besteht in einer Beeinträchtigung der hypothalamischen Temperaturkontrollregion.

Atemstillstand

Im Falle einer notfallmäßigen Sedierung haben die Neuroleptika ein geringeres Risiko eine Atemdepression auszulösen als die Benzodiazepine. Bei Patienten mit Komorbidität oder mit Intoxikation mit anderen ZNS-dämpfenden Substanzen kann es unter der Neuroleptikatherapie zu einem Atemstillstand kommen. Das Risiko ist bei niedrig- und mittelpotenten Antipsychotika höher. Die Kombination von Clozapin und Benzodiazepinen wird als gefährlich angesehen [25].

Lungenembolie

Clozapin führt zu einer erhöhten Rate von Lungenembolien [30]. Die Gewichtszunahme und Sedierung durch Clozapin könnten das Risiko einer tiefen Beinvenenthrombose und einer nachfolgenden Lungenembolie erhöhen.

Plötzliche Todesfälle

Im Jahre 1968 berichteten Leestma und Koenig über plötzliche Todesfälle, die bei Patienten unter Neuroleptikabehandlung aufgetreten waren (38, 45, 69, 70]. Als plötzlicher, unerwarteter und unerklärter Todesfall kann ein Exitus bezeichnet werden, wenn „der Tod innerhalb einer Stunde seit dem ersten Auftreten der Symptome eintrat (mit Ausnahme von Suizid, Mord oder Unfall), unerwartet war im Verhältnis zum vorherbestehenden Allgemeinzustand und unerklärlich war insofern, als weder klinische Beobachtungen noch Autopsie eine Ursache identifizieren konnten" [34].

Als Ursachen wurden verschiedene Faktoren diskutiert: Asphyxie durch einen beeinträchtigten Schluckreflex oder durch laryngeal-pharyngeale dystonische Spasmen, Herzstillstand (durch QT-Verlängerung oder Torsade de pointes), maligne Hypotonie oder epileptische Krampfanfälle [21, 39, 53, 56, 59]. Bei Patienten, bei denen Zwangsmaßnahmen wie Überwältigung oder Fixierung angewendet wurden, traten plötzliche Todesfälle auf. Mögliche physiologische Erklärungen der plötzlichen Todesfälle unter Zwangsmaßnahmen wären ein massiver Anstieg der zirkulierenden Katecholamine (Adrenalin und Noradrenalin) oder eine exzessive adrenerge oder vagale Aktivität mit daraus resultierenden Herzrhythmusstörungen [54].

Aus methodologischen Gründen ist die Herstellung eines Zusammenhanges zwischen den plötzlichen Todesfällen und der neuroleptischen Behandlung schwierig: wegen der Seltenheit des Ereignisses muss eine sehr große Patientenstichprobe mit Daten aus der Allgemeinbevölkerung verglichen werden. Lediglich eine Untersuchung wurde zu dieser Fragestellung durchgeführt. Nach dieser epidemiologischen Studie in Ungarn war die Auftretenshäufigkeit plötzlicher Todesfälle bei 11 935 behandelten Patienten nicht höher als in der allgemeinen Bevölkerung unter Berücksichtigung der Altersverteilung [69].

Auch in einer nicht schizophrenen Population können ungeklärte plötzliche Todesfälle auftreten [18, 26, 35]. Berichte der American Psychiatric Association Task Force [58] und des Royal College of Psychiatrists [54] kamen zu dem Schluss, dass nicht ausreichend Daten vorliegen, um nachzuweisen, dass plötzliche Todesfälle unter neuroleptischer Behandlung häufiger sind als in der Allgemeinbevölkerung. Allerdings konnte umgekehrt nicht aufgrund der vorliegenden Daten ein solcher Zusammenhang ausgeschlossen werden.

Empfehlungen zur Verringerung des Risikos

Die Tabelle 3 enthält Empfehlungen zur Prävention und zur Behandlung spezieller Risiken bei der Behandlung mit Neuroleptika. Diese Empfehlungen beruhen auch auf Richtlinien des Royal College of Psychiatrists [54].

Schlussfolgerungen

Die Mortalität bei schizophrenen Patienten ist doppelt so hoch wie in der Allgemeinbevölkerung. Allerdings gibt es keine ausreichenden Daten, die beweisen könnten, dass diese erhöhte Mortalität mit der neuroleptischen Behandlung zusammenhängt.

Die Sicherheit der antipsychotischen Behandlung kann durch sorgfältige Beachtung der Kontraindikationen und Wechselwirkungen verbessert werden. Routinelabortests und körperliche Untersuchungen sollten zur Überwachung der Nebenwirkungen erfolgen.

Die Suizidverhütung sollte eine Priorität in der Veränderung der Mortalität bei schizophrenen Patienten haben. Auch die Gründe der erhöhten Rate körperlicher Erkrankungen bei Schizophrenen sollten weiter untersucht werden.

Tabelle 3. Risikoverminderung bei der neuroleptischen Behandlung

Risiko	Prävention	Behandlung
Epileptische Krampfanfälle	Krampfanfälle in der Anamnese? EEG vor und während der Behandlung Clozapin bei Patienten mit Krampfanfällen in der Anamnese vermeiden	Clonazepam, Diphenylhydantoin Prophylaktische Behandlung mit Valproat
Malignes neuroleptisches Syndrom (MNS)	MNS in der Anamnese?	Neuroleptikum absetzen. Verlegung auf Intensivstation. Elektrolytausgleich, Amantadin (200–400 mg/die) oder Bromocriptin (7,5–60 mg/die oral) in Kombination mit Dantrolen-Infusion (3–10 mg/kg/die). Behandlung der Hyperthermie durch Kühlen. Elektrokonvulsionstherapie erwägen
QT-Verlängerung	EKG vor Behandlung und während Dosis-Titration ($QT_{c2} < 520$ ms) Neuroleptika, die eine QT-Verlängerung verursachen, bei Patienten mit folgenden Erkrankungen in der Anamnese meiden: Herzkrankungen (Arrhythmien, Herzinsuffizienz, Myokarditis, Myokardinfektion), Alkohol oder Kokainmissbrauch, schwere Hyper- oder Niereninsuffizienz, Hypokaliämie, Hypomagnesiämie, Hypothyreoidismus, intrazerebrale Blutungen, akute Sinusthrombosen sowie bei bekannter langsamer Metabolisierung von Medikamenten Neuroleptika mit QT-Verlängerung nicht mit folgenden Medikamenten kombinieren: Medikamente, die ebenfalls eine QT-Verlängerung verursachen (z. B. Terfenadin, Astemizol, Thioridazin, Pimozid, Antiarrhythmika, Antidepressiva, Antibiotika, Antimalariamittel) Digoxin Medikamente, die Enzyminhibition verursachen (z. B. Fluoxetin)	Auslösende Medikamente absetzen Stationäre Aufnahme Rhythmusstabilisierende Maßnahmen
Hypotonie	Neuroleptika, die orthostatische Hypotonie verursachen, bei folgenden Patienten meiden: Neigung zur Hypotonie, ältere Patienten, Adoleszenten Kombination mit anderen Medikamenten vermeiden, die Hypotonie verursachen (z. B. Antidepressiva, Betablocker)	Dihydroergotamin, Umstellen auf hochpotente Butyrophenone, z. B. Haloperidol. Schwere Hypotonie: Kein Adrenalin verwenden, da es zu einer paradoxen Hypotonie durch den α-Adrenozeptor-blockierenden Effekt mancher Neuroleptika und eine Dominanz des β-agonistischen Effekts kommen kann, stattdessen Angiotensinamid verwenden

Tabelle 3 (Fortsetzung)

Risiko	Prävention	Behandlung
Atemdepression	Patienten mit Lungen- und Herzerkrankungen oder mit einer Intoxikation mit ZNS-dämpfenden Substanzen überwachen	Alle auslösenden Medikamente absetzen, intubieren und beatmen
	Kombination mit anderen Medikamenten, die eine Atemdepression verursachen können, vermeiden (Sedativa, Hypnotika, Analgetika, Clomethiazol, Polypeptid-Antibiotika)	
Anticholinerge Syndrome (z. B. toxisches Delir)	Medikamente mit starken anticholinergen Wirkungen vermeiden (z. B. Chlorpromazin, Clozapin, Levomepromazin, Olanzapin, Thioridazin u.a.)	Umstellen auf Butyrophenone oder substituierte Benzamide. In schweren Fällen Physostigmin 2 mg Kurzinfusion unter Monitorkontrolle
Leukopenie (<3500 mm³), Agranulozytose (<1500 mm³)	Weiße Blutkörperchen und Thrombozyten vor der Behandlung kontrollieren. Medikamente, die Blutbildveränderungen verursachen können, bei Leukozytenwerten unter 3500 mm³ vermeiden. Wöchentliche Kontrollen des weißen Blutbildes	Auslösendes Medikament absetzen, allgemeinmedizinische Maßnahmen
	Bei Leukozyten unter 3000/mm³ oder Neutrophilen unter 1500 mm³ Behandlung absetzen	
	Weißes Blutbild beim Auftreten von Zeichen einer Agranulozytose	
	Clozapin: spezielle Anweisungen der aktuellen Fachinformation beachten	

Literatur

1. Allebeck P (1989) Schizophrenia: a life-shortening disease. Schizophr Bull 15:81–89
2. Allebeck P, Varla A, Wistedt B (1986) Suicide and violent death among patients with schizophrenia. Acta Psychiatr Scand 74:43–49
3. Alvir JM, Lieberman JA (1994) Agranulocytosis: incidence and risk factors. J Clin Psychiatry 55 (Suppl B):137–138
4. Aunsholt NA (1989) Prolonged Q-T interval and hypokalemia caused by haloperidol. Acta-Psychiatr-Scand 79:411–412
5. Bandelow B, Müller P, Gaebel W et al. (1990) Depressive syndromes in schizophrenic patients after discharge from hospital. ANI Study Group Berlin, Dusseldorf, Gottingen, Munich. Eur Arch Psychiatry Clin Neurosci 240:113–120
6. Bandelow B, Müller P, Frick U et al. (1992) Depressive syndromes in schizophrenic patients under neuroleptic therapy. ANI Study Group Berlin Düsseldorf Göttingen Munich, Federal Republic of Germany. Eur Arch Psychiatry Clin Neurosci 241:291–295
7. Bandelow B, Degner D, Kreusch U, Rüther E (1995) Myocarditis under therapy with clozapine. Schizophr Res 17:293–294
8. Bell LV (1849) On a form of disease resembling mania and fever. American Journal of Insanity 6:97–127
9. Black DW, Fisher R (1992) Mortality in DSM-IIIR schizophrenia. Schizophr Res 7:109–116

10. Black DW, Winokur G (1988) Age, mortality and chronic schizophrenia. Schizophr Res 1:267–272
11. Bruce ML, Leaf PJ, Rozal GP, Florio L, Hoff RA (1994) Psychiatric status and 9-year mortality data in the New Haven Epidemiologic Catchment Area Study. Am J Psychiatry 151:716–721
12. Buckley NA, Whyte IM, Dawson AH (1995) Cardiotoxicity more common in thioridazine overdose than with other neuroleptics. J Toxicol Clin Toxicol 33:199–204
13. Caroff SN (1980) The neuroleptic malignant syndrome. J Clin Psychiatry 41:79–83
14. Caroff SN, Mann SC (1993) Neuroleptic malignant syndrome. Med Clin North Am 77:185–202
15. Chatterton R, Cardy S, Schramm TM (1996) Neuroleptic malignant syndrome and clozapine monotherapy. Aust N Z J Psychiatry 30:692–693
16. Coffey CE, Ross DR (1980) Treatment of lithium/neuroleptic neurotoxicity during lithium maintenance. Am J Psychiatry 137:736–737
17. Dalmau A, Bergman B, Brismar B (1997) Somatic morbidity in schizophrenia – a case control study. Public Health 111:393–397
18. Davies MJ (1992) Unexplained death in fit young people. Bmj 305:538–539
19. Devinsky O, Honigfeld G, Patin J (1991) Clozapine-related seizures. Neurology 41:369–371
20. Faigel DO, Metz DC, Kochman ML (1995) Torsade de pointes complicating the treatment of bleeding esophageal varices: association with neuroleptics, vasopressin, and electrolyte imbalance. Am J Gastroenterol 90:822–824
21. Flaherty JA, Lahmeyer HW (1978) Laryngeal-pharyngeal dystonia as a possible cause of asphyxia with haloperidol treatment. Am J Psychiatry 135:1414–1415
22. Fritze J, Bandelow B (1999) The QT interval and the atypical antipsychotic, sertindole. International Journal of Psychiatry in Clinical Practice 2:265–273
23. Gausset MF, Casadebaig F, Guillaud Bataille JM, Quemada N, Terra JL (1992) Mortalité des malades mentaux. Revue de la littérature. Encéphale 18:93–100
24. Grohmann R, Rüther E (1994) Neuroleptika. In: Grohmann R, Rüther E, Schmidt LG (Hrsg) Unerwünschte Wirkungen von Psychopharmaka. Springer, Berlin
25. Grohmann R, Rüther E, Sassim N, Schmidt LG (1989) Adverse effects of clozapine. Psychopharmacology Berl 99 (Suppl):101–104
26. Gullestad L, Kjekshus J (1992) Plutselig hjertedod. Betydning av betablokkere. Tidsskr Nor Laegeforen 112:2843–2847
27. Guy JM, André-Fouet X, Porte J, Bertrand M, Lamaud M, Verneyre H (1991) Torsades de pointes et allongement de la ducrée de l'intervalle QT après injection de droperidol. Ann Cardiol Angeloi 40:541–545
28. Hambrecht M, Hafner H (1996) Substance abuse and the onset of schizophrenia. Biol Psychiatry 40:1155–1163
29. Harris EC, Barraclough B (1997) Suicide as an outcome for mental disorders. Br J Psychiatry 170:205–228
30. Harry P (1997) Intoxications aigues par les nouveaux psychotropes. Rev Prat 47:731–735
31. Jann MW, Saklad SR, Ereshefsky L, Richards AL, Harrington CA, Davis CM (1986) Effects of smoking on haloperidol and reduced haloperidol plasma concentrations and haloperidol clearance. Psychopharmacol 90:468–470
32. Jensen VE, Gotzsche O (1994) Allergisk myocarditis ved klozapinbehandling. Ugeskr Laeger 156:4151–4152
33. Jeste DV, Gladsjo JA, Lindamer LA, Lacro JP (1996) Medical comorbidity in schizophrenia. Schizophr Bull 22:413–430
34. Jusic N, Lader M (1994) Post-mortem antipsychotic drug concentrations and unexplained deaths. Br J Psychiatry 165:787–791
35. Kannel WB, Doyle JT, McNamara PM, Quickenton P, Gordon T (1975) Precursors of sudden coronary death. Factors related to the incidence of sudden death. Circulation 51:606–613

36. König F, Loble M, Wolfersdorf M (1996) Depressiver Stupor, malignes neuroleptisches Syndrom, Serotoninsyndrom. Ein kasuistischer Beitrag zu einer schwierigen Differentialdiagnose. Nervenarzt 67:407-412
37. Lawrence KR, Nasraway SA (1997) Conduction disturbances associated with administration of butyrophenone antipsychotics in the critically ill: a review of the literature. Pharmacotherapy 17:531-537
38. Leestma JE, Koenig KL (1968) Sudden death and phenothiazines. Arch Gen Psychiatry 18:137-148
39. Leestma JE, Annegers JF, Brodie MJ et al. (1997) Sudden unexplained death in epilepsy: observations from a large clinical development program. Epilepsia 38:47-55
40. Lesage AD, Trapani V, Tansella M (1990) Excess mortality by natural causes of Italian schizophrenic patients. Eur Arch Psychiatry Neurol Sci 239:361-365
41. Martin TG (1996) Serotonin syndrome. Ann Emerg Med 28:520-526
42. Meeker JE, Herrmann PW, Som CW, Reynolds PC (1992) Clozapine tissue concentrations following an apparent suicidal overdose of Clozaril. J Anal Toxicol 16:54-56
43. Meterissian GB (1996) Risperidone-induced neuroleptic malignant syndrome: a case report and review. Can J Psychiatry 41:52-54
44. Metzger E, Friedman R (1993) Prolongation of the corrected QT and torsades de pointes cardiac arrhythmia associated with intravenous haloperidol in the medically ill. J Clin Psychopharmacol 13:128-132
45. Modestin J, Krapf R, Böker W (1983) A fatality during haloperidol treatment: Mechanism of sudden death. Am J Psychiatry 138:1616-1617
46. Moen A, Sorheim S, Brun H, Handal M, Helgheim A, Teige B, Wethe G (1992) Dodsfall forarsaket av antidepressiva og neuroleptika. Risikogrupper belyst ved et rettsmedisinsk materiale. Tidsskr Nor Lægeforen 112:612-615
47. Mortensen PB, Juel K (1990) Mortality and causes of death in schizophrenic patients in Denmark. Acta Psychiatr Scand 81:372-377
48. Mortensen PB, Juel K (1993) Mortality and causes of death in first admitted schizophrenic patients. Br J Psychiatry 163:183-189
49. Mueller CE, Frost GL, Elenbaas RM (1983) Haloperidol-overdose-induced torsade de pointes. Drug Intelligence and Clinical Pharmacy 17:440
50. Newman SC, Bland RC (1991) Mortality in a cohort of patients with schizophrenia: a record linkage study. Can J Psychiatry 36:239-245
51. Peele R, von Loetzen IS (1973) Phenothiazine deaths: a critical review. Am J Psychiatry 130:306-309
52. Pisciotta AV (1969) Agranulocytosis induced by certain phenothiazine derivatives. Jama 208:1862-1868
53. Risch SC, Groom GP, Janowsky DS (1982) The effects of psychotropic drugs on the cardiovascular system. J Clin Psychiatry 43:16-31
54. Royal College of Psychiatrists (1997) The association between antipsychotic drugs and sudden death. Report of the Work Group of The Royal College of Psychiatrists' Psychopharmacology Sub-Group Council Report CR 57
55. Saku M, Tokudome S, Ikeda M, et al. (1995) Mortality in psychiatric patients, with a specific focus on cancer mortality associated with schizophrenia. Int J Epidemiol 24:366-372
56. Settle EC, Ayd FJ (1983) Haloperidol: a quarter century of experience. J Clin Psychiatry 44:440-448
57. Sharma R, Trappler B, Ng YK, Leeman CP (1996) Risperidone-induced neuroleptic malignant syndrome. Ann Pharmacother 30:775-778
58. Simpson GM, Davis J, Jefferson JW (1987) Sudden deaths in psychiatric patients: the role of neuroleptic drugs. American Psychiatric Association Task Force Report 27
59. Simpson JC, Tsuang MT (1996) Mortality among patients with schizophrenia. Schizophr Bull 22:485-499
60. Singerman B, Raheja R (1994) Malignant catatonia - a continuing reality. Ann Clin Psychiatry 6:259-266
61. Smith J, Hucker S (1994) Schizophrenia and substance abuse. Br J Psychiatry 165:13-21

62. Spiess-Kiefer C, Hippius H (1986) Malignes Neuroleptisches Syndrom und Maligne Hyperthermie ein Vergleich. Fortschr Neurol Psychiatr 54:158–170
63. Tabbane K, Joober R, Spadone C, Poirier MF, Olie JP (1993) Mortalité et causes de décès dans la schizophrénie. Revue de la littérature. Encéphale 19:23–28
64. Toth P, Frankenburg FR (1994) Clozapine and seizures: a review. Can J Psychiatry 39:236–238
65. Tracqui A, Mutter Schmidt C, Kintz P, Berton C, Mangin P (1995) Amisulpride poisoning: a report on two cases. Hum Exp Toxicol 14:294–298
66. Tsuang MT, Woolson RF (1978) Excess mortality in schizophrenia and affective disorders. Do suicides and accidental deaths solely account for this excess? Arch Gen Psychiatry 35:1181–1185
67. Tsuang MT, Woolson RF, Fleming JA (1980) Premature deaths in schizophrenia and affective disorders. An analysis of survival curves and variables affecting the shortened survival. Arch Gen Psychiatry 37:979–983
68. Turbott J, Cairns FJ (1984) Sudden death and neuroleptic medication [letter]. Am-J-Psychiatry 141:919–920
69. Ungvári G (1980) Neuroleptic-related sudden death (proven or a mere hypothesis?). Pharmakopsychiatr Neuropsychopharmakol 13:29–33
70. Ungvári G (1985) Sudden cardiac deaths among psychiatric patients receiving neuroleptics. Acta Méd Leg Soc Liège 35:268–270
71. Walker AM, Lanza LL, Arellano F, Rothman KJ (1997) Mortality in current and former users of clozapine. Epidemiology 8:671–677
72. Young DM (1996) Risk factors for hypothermia in psychiatric patients. Ann Clin Psychiatry 8:93–97
73. Zaccara G, Muscas GC, Messori A (1990) Clinical features, pathogenesis and management of drug-induced seizures. Drug Saf 5:109–151
74. Zee-Cheng CS, Mueller CE, Seifert CF, Gibbs HR (1985) Haloperidol and torsade de pointes. Ann Int Med 102:418
75. Ziedonis DM, George TP (1997) Schizophrenia and nicotine use: report of a pilot smoking cessation program and review of neurobiological and clinical issues. Schizophr Bull 23:247–254

Zusammenfassung der Diskussion

Über die Notwendigkeit von Kontrolluntersuchungen bei der neuroleptischen Behandlung besteht noch kein Konsensus. Zwar gibt es Vorschläge für die strukturierte Untersuchung von Labor, EKG, EEG und anderen Daten, die allerdings in der Praxis häufig nicht streng umgesetzt werden. Wünschenswert wären im Rahmen der Qualitätssicherung kontrollierte Untersuchungen zu der Frage, inwieweit unter naturalistischen Bedingungen Kontrolltests bei der psychopharmakologischen Behandlung durchgeführt werden. Diese Häufigkeit sollte in Zusammenhang gestellt werden mit der Häufigkeit der Entdeckung von pathologischen Werten. Sinnvoll wären dann Richtlinien für Kontrolluntersuchungen, die auf solchen empirischen Untersuchungen basieren.

Schriftliche Patienteninformation.
Ein Beitrag zur Patientenaufklärung und Arzneimittelsicherheit

M. LINDEN, H. GOTHE, M. RYSER

▪ Zusammenfassung

Schriftliche Informationsmaterialien können eine große Hilfe sein zur Ergänzung der mündlichen Aufklärung von Patienten. Hierfür stehen eine große Zahl an Broschüren, Faltblättern und Aufklärungsbögen verschiedener Herausgeber zur Verfügung. In einer Erhebung in 62 zufällig ausgewählten Allgemeinarztpraxen wurde erstmals Art und Umfang der verwendeten schriftlichen Informationsmaterialien erfasst und ihre Bedeutung für die ärztliche Praxis erfragt. 88,7% der untersuchten Ärzte geben an, häufiger als einmal am Tag schriftliche Informationsmaterialien an Patienten weiterzugeben. 96,8% sehen darin eine wichtige Ergänzung zur mündlichen Aufklärung. Die Inhalte der weitergegebenen Broschüren betreffen vor allem Stoffwechsel- und Herz-Kreislauferkrankungen. 93,5% der weitergegebenen Informationsmaterialien werden von der Pharmazeutischen Industrie zur Verfügung gestellt.

▪ Einleitung

Die Aufklärung und Informierung von Patienten ist von nicht zu unterschätzender Bedeutung, wenn es um die Arzneimittelsicherheit oder ganz allgemein um eine fachgerechte Behandlungsdurchführung unter Mitarbeit des Patienten geht. Neben der ärztlichen Aufklärung der Patienten als Voraussetzung für den „informed-consent" sind Patienten auch aus therapeutischen Gründen über ihre Erkrankung und die daraus folgenden Behandlungsnotwendigkeiten zu informieren. Nur so sind sie in der Lage, funktionale Krankheitskonzepte zu entwickeln, eine fachgerechte Behandlung zu akzeptieren und bei der Durchführung beispielsweise einer Arzneimitteltherapie sachgerecht mitzuarbeiten [3, 5, 7]. Darüber hinaus stellt die Informierung von Patienten zugleich auch eine Informierung der Öffentlichkeit dar. Dadurch kann die Nachfrage nach bestimmten Therapiemaßnahmen beeinflusst werden, sowohl was die Selbstbehandlung z.B. im Sinne einer Selbstmedikation, wie auch was die Inanspruchnahme ärztlicher Leistungen an sich angeht. Unabhängig vom medizinischen Aspekt im engeren Sinne stellt die Informierung von Patienten damit auch de facto immer eine Werbung für bestimmte Bereiche des Gesundheitswesens dar.

Die Informierung von Patienten gehört durchaus zu den schwierigen ärztlichen Aufgaben, da komplizierte Sachverhalte bei emotionaler Betroffenheit der Rezipienten in äußerst begrenzter Zeit auf einfache Art vermittelt werden müssen. Hierbei können schriftliche Informationsmaterialien, wenn sie gut gemacht sind, von großer Hilfe sein [4, 6].

Trotz der erheblichen potentiellen Bedeutung schriftlicher Patienteninformationen gibt es nur wenig wissenschaftliche Arbeiten über dieses Thema. Im Folgenden sollen Daten zu Art und Umfang der in Arztpraxen eingesetzten Informationsmaterialien berichtet werden, um einen Eindruck davon zu geben, wie solche Materialien derzeit in der täglichen Praxis genutzt werden.

Eine Erhebung in Allgemeinarztpraxen

62 niedergelassene Allgemeinärzte in Berlin wurden mit Hilfe eines standardisierten Interviews nach dem Einsatz und der Bewertung schriftlicher Informationsmaterialien befragt. Des Weiteren wurden alle bei einem persönlichen Besuch in der Praxis an einem Tag vorzufindenden schriftlichen Informationsmaterialien gesammelt und kategorisiert, und zwar solche, die die Ärzte gezielt an Patienten weitergeben, wie auch solche, die in den Wartezimmern zur freien Bedienung ausgelegt waren. Nach einem Zufallsverfahren wurde jeder vierte der im Verzeichnis der niedergelassenen Allgemeinärzte geführten Ärzte angeschrieben bei gleichzeitiger Stratifizierung nach den verschiedenen Stadtteilen. Von den 140 ausgewählten Ärzten erklärten 62 ihre Bereitschaft zur Teilnahme. Dies entspricht etwa 10% der in Berlin niedergelassenen Allgemeinärzte. Das Alter der 31 männlichen und 31 weiblichen Ärzte liegt zwischen 33 und 68 Jahren (Median-52). 31 Ärzte praktizieren im Ost- bzw. Westteil der Stadt mit ca. 40 Patientenkontakten im Tagesdurchschnitt.

Häufigkeit der Weitergabe schriftlicher Informationsmaterialien

88,7% der befragten Ärzte gaben an, häufiger als einmal am Tag schriftliche Informationsmaterialien an den Patienten weiterzugeben (Tabelle 1). Im Vordergrund stehen zum einen individuelle Erinnerungshilfen etwa zur Medikationseinnahme und des Weiteren Materialien mit allgemeinem Informationscharakter. Immerhin 45,2% der befragten Ärzte geben zumindest gelegentlich auch selbstverfasste Informationsmaterialien weiter. Von Interesse ist in diesem Zusammenhang auch, dass etwa die Hälfte der Ärzte angibt, mindestens einmal pro Woche schriftliche Materialien auf direkte Nachfrage von Patienten hin weiterzugeben und dass Ärzte nahezu täglich mit Fragen von Patienten konfrontiert werden, die sich aus anderweitig aufgenommenen Informationen ergeben.

Tabelle 1. Wie häufig geben Ärzte verschiedene Arten von Informationsmaterialien an ihre Patienten weiter? Wie häufig bitten die Patienten um Informationen? (Angaben in % der 62 befragten Ärzte)

Art der weitergegebenen Materialien	Weitergabe häufiger als einmal am Tag	Weitergabe mindestens einmal an den meisten Tagen	Weitergabe mindestens einmal pro Woche	Weitergabe mindestens einmal in 4 Wochen	Weitergabe seltener als einmal in 4 Wochen	Weitergabe nie
Schriftliche Informationsmaterialien insgesamt	88,7	9,7	1,6	0	0	0
Vorgedruckte Materialien mit Informationscharakter	33,9	45,2	16,1	4,8	0	0
Vorgedruckte Materialien mit Dokumentationscharakter	12,9	17,7	48,4	12,9	6,5	1,6
Selbstverfasste Informationsmaterialien zu Erkrankung oder Therapie	6,5	0	9,7	17,7	11,3	54,8
Selbstverfasste Dokumentationsmaterialien zur Therapiekontrolle durch den Patienten	0	0	0	4,8	6,5	88,7
Individuelle Erinnerungshilfen (z. B. Schemata zur Medikamenteneinnahme)	74,2	16,1	6,5	0	1,6	1,6
Bücher (Weitergabe oder Empfehlung)	1,6	4,8	22,6	22,6	32,3	16,1
Andere Informationsträger (z. B. Ton- oder Video-Cassetten, Disketten, CD-ROM)[1]	0	3,5	7,0	5,3	40,3	43,9
Informationsbedürfnis auf Seiten der Patienten						
Wie häufig fragen Patienten aktiv nach schriftlichen Informationsmaterialien?	9,7	16,1	27,4	9,7	35,5	1,6
Wie oft stellen Patienten in der Sprechstunde Fragen, die sich aus anderweitig aufgenommenen Informationen für sie ergeben?	41,9	25,8	22,6	4,8	3,2	1,6

[1] Diese Frage wurde nach dem fünften Interview ergänzt, daher nur n = 57 befragte Ärzte

Beurteilung der schriftlichen Informationsmaterialien durch die Ärzte

96,8% der Befragten sehen die schriftlichen Informationsmaterialien als wichtige Ergänzung zur mündlichen Aufklärung und 75,8% fühlen sich in ihrer Aufklärungsarbeit durch schriftliche Informationsmaterialien entlastet (Tabelle 2). 82,3% verneinen, dass durch schriftliche Informationsmaterialien Missverständnisse provoziert werden könnten, und 61,3% bejahen, dass durch solche Broschüren relevante Änderungen im Grad der Informiertheit der Patienten zu erreichen sind. Dies gilt vor allem für die Aufklärung über die aktuelle Erkrankung, über verordnete Arzneimittel und auch bezüglich der allgemeinen Gesundheitsberatung.

Tabelle 2. Welche Einstellung haben Ärzte zum Einsatz schriftlicher Informationsmaterialien? (Angaben in % der 62 befragten Ärzte)

Aussage	Ich stimme stark zu	Ich stimme etwas zu	Ich weiß nicht/neutral	Ich lehne etwas ab	Ich lehne stark ab
Schriftliche Informierung ist in meiner täglichen Praxisarbeit eine wichtige Ergänzung zur mündlichen Aufklärung	54,9	41,9	3,2	0	0
Schriftliche Materialien entlasten mich spürbar in meiner Aufklärungsarbeit	29,1	46,7	8,1	9,7	6,4
Die Weitergabe schriftlicher Materialien in den Sprechstunden provoziert häufig Missverständnisse, statt die Verständigung zu erleichtern	0	8,1	9,7	33,9	48,4
Nach meiner Erfahrung sind durch schriftliche Materialien nur geringe Änderungen im Grad der Informiertheit der Patienten zu erreichen	4,8	17,7	16,1	40,3	21,0
Es ist erforderlich, bessere Informationsmaterialien zu entwerfen	29,1	40,3	16,1	1,6	12,9
Der Einsatz neuer PC-gestützter Medien zur Informierung der Patienten ist wünschenswert	4,8	14,5	24,2	17,7	38,7
Die Weitergabe schriftlicher Informationsmaterialien ist besonders angezeigt bei der:					
Aufklärung über die aktuelle Erkrankung	66,1	25,8	6,4	1,6	0
Aufklärung über die verordneten Arzneimittel	37,1	40,3	9,7	11,3	1,6
allgemeinen Gesundheitsberatung (unabhängig von einer aktuellen Erkrankung)	64,5	29,1	3,2	1,6	1,6

Inhalt der schriftlichen Informationsmaterialien

Eine inhaltliche Auswertung von 260 Informationsbroschüren, die die Ärzte zur Hand hatten, um sie an Patienten weiterzugeben, lässt erkennen, dass chronische Erkrankungen wie Diabetes, Hypercholesterinämie, kardiovaskuläre Erkrankungen und orthopädische Probleme wie Rückenschmerzen, Arthrose und Osteoporose die am häufigsten angesprochenen Themen sind. Schriftliche Materialien zu diesem Themenkreis werden nach Einschätzung der Ärzte auch mindestens einmal pro Woche an Patienten abgegeben. Obwohl die Ärzte angeben, dass Informationsschriften zur allgemeinen Gesundheitsberatung, Krankheitsprävention und zu Impfungen ebenso häufig weitergegeben werden wie Informationen über chronische Erkrankungen, sind entsprechende Broschüren aber mit 2,3% nur selten in der Materialsammlung zu finden. Das Gleiche gilt für Informationsschriften zum allgemeinen Gesundheitsverhalten wie beispielsweise Rauchen oder Alkoholkonsum, die unter den eingesammelten 260 Musterexemplaren völlig fehlen (Tabelle 3).

Herausgeber der Informationsmaterialien

Alle befragten Ärzte gaben an, in den letzten 4 Wochen vor dem Interviewtermin von Arzneimittelherstellern Materialien zur Weitergabe an Patienten erhalten zu haben. 30,6% sagen, in den letzten 4 Wochen Informationsmaterialien der gesetzlichen Krankenkassen erhalten zu haben. Dies bezieht sich in der Regel auf die AOK-Zeitschrift „Bleib gesund". 21% geben an, Materialien unabhängiger Interessengruppen erhalten zu haben und 12,9% Werbematerialien medizinischer Fachverlage.

Eine Durchsicht der von den Ärzten unmittelbar an Patienten weitergegebenen Materialien ergab, dass 93,5% der vorgefundenen Broschüren von der Pharmazeutischen Industrie stammen. Die übrigen Urheber von Informationsmaterialien spielen damit in der täglichen Praxis faktisch keine Rolle.

Ein ähnliches Bild ergibt sich bei Durchsicht der in den Wartezimmern zur Selbstbedienung ausgelegten Informationsbroschüren. 83,8% sind Informationsmaterialien der Pharmazeutischen Industrie, gefolgt von unabhängigen und gemeinnützigen Institutionen mit 5,8% und den Krankenversicherungen mit 3,7% (Tabelle 4).

Diskussion

Die vorliegende Untersuchung zeigt, dass schriftliche Informationsmaterialien bei Ärzten eine hohe Akzeptanz finden und in der täglichen Praxis regelmäßig genutzt werden. Dies entspricht einer Befragung durch von

Tabelle 3. Welche Themenbereiche behandeln die von Ärzten am häufigsten eingesetzten Informationsmaterialien (n=260) und wie oft werden sie jeweils an die Patienten weitergegeben? (Angaben in % der 62 befragten Ärzte)

Themenbereich	Verteilung der Informationsmaterialien auf die Themenbereiche	Weitergabe häufiger als einmal am Tag	Weitergabe mindestens einmal an den meisten Tagen	Weitergabe mindestens einmal pro Woche	Weitergabe mindestens einmal in 4 Wochen	Weitergabe seltener als einmal in 4 Wochen	Weitergabe seltener als einmal in 4 Wochen
Diabetes/Diabetesdiät	17,7	6,5	33,9	41,9	11,3	6,5	0
Hypercholesterinämie/cholesterinarme Diäten	15,8	17,7	33,9	33,9	9,7	4,8	0
Kardiovaskuläre Erkrankungen/Hypertonie	14,2	8,1	21,0	30,6	21,0	14,5	4,8
Orthopädische Erkrankungen/Rückenschmerzen	11,9	14,5	16,1	32,3	17,7	16,1	3,2
Gastrointestinale Erkrankungen	10,8	3,2	17,7	14,5	25,8	17,7	21,0
Gicht	7,3	1,6	11,3	24,2	33,9	17,7	11,3
Venenerkrankungen und deren Verhütung	6,9	4,8	11,3	33,9	22,6	19,4	8,1
Atemwegserkrankungen	4,3	1,6	12,9	19,4	29,0	19,4	17,7
Neurologische Störungen/psychische Probleme	2,7	3,2	8,1	4,8	12,9	25,8	45,2
Gesundheitsberatung/Prävention/Impfungen	2,3	4,8	22,6	30,6	16,1	19,4	6,5
Harnwegserkrankungen	1,9	k.A.	k.A.	k.A.	k.A.	k.A.	k.A.
Schlafstörungen	1,5	3,2	1,6	22,6	24,2	24,2	24,2
Schilddrüsenfunktionsstörungen	1,5	0	1,6	8,1	17,7	24,2	48,4
Gerinnungshemmung	1,2	0	0	16,1	14,5	37,1	32,3
Rauchen/Alkoholkonsum	0	4,8	12,9	8,1	29,0	14,5	30,6

Tabelle 4. Von welchen Herausgebern stammen die in den Wartezimmern der befragten Ärzte eingesammelten Informationsmaterialien (n=939)?

Herausgeber	Anzahl	%
Pharmazeutische Industrie	787	83,8
Unabhängige und gemeinnützige Institutionen	54	
▪ Deutsche Krebshilfe	15	
▪ AID Verbraucherdienst	13	
▪ Deutsche Herzstiftung	6	
▪ Deutsches Grünes Kreuz	4	
▪ Arbeitskreis Organspende	3	
▪ Europa gegen den Krebs	2	
▪ Landesstelle Berlin gegen Suchtgefahren e.V.	2	
▪ Deutsche Gesellschaft für Gesundes Leben	2	
▪ Deutsche Behindertenhilfe	1	
▪ Berliner Krebsgesellschaft	1	
▪ Deutsches Rotes Kreuz	1	
▪ Aktivitätskreis Gesundes Leben	1	
▪ Deutscher Diabetikerbund	1	
▪ Verein für Gesundheitspflege	1	
▪ Deutsche Tropenmedizinische Gesellschaft	1	
Krankenversicherungen	35	3,7
▪ AOK „bleib gesund"	14	
▪ AOK (sonstiges)	8	
▪ Barmer Ersatzkasse	5	
▪ Vereinte Krankenversicherung	4	
▪ Techniker Krankenkasse	2	
▪ Deutsche Angestellten Krankenkasse	1	
▪ Betriebskrankenkassen	1	
Berufsständische Organisationen	19	2,0
▪ Deutscher Apothekerverband	15	
▪ Deutscher Kassenarztverband	4	
KV (in Kooperation mit der Pharmaindustrie)	13	1,4
Selbsthilfegruppen	12	1,3
▪ Gastroliga	5	
▪ Deutsche Rheumaliga	4	
▪ Hochdruckliga	2	
▪ Übersichtsblatt	1	
Sozialstationen	9	1,0
Wartezimmerzeitungen	6	0,6
▪ „Medizin heute"	4	
▪ „Stade Wartezimmerzeitung"	1	
▪ Selbstverfasste Zeitung	1	
Bundeszentrale für Gesundheitliche Aufklärung (BZgA)	3	0,3
WHO	1	0,1
Gesamt	939	100

Troschke und Erlbruch [12], wonach 60,9% befragter Ärzte angaben, oft bis sehr oft schriftliche Materialien auszuhändigen.

Trotz vielfältiger medizinischer Beratungsangebote und großer Resonanz medizinischer Themen in den Medien kommt dem Arzt nach wie vor eine tragende Funktion als Gesundheitsberater zu [13]. In einer Untersuchung von Dörning [2] gaben 90% der Patienten an, am ehesten Rat beim Hausarzt zu suchen, wenn es um das eigene Gesundheitsverhalten geht. Auch wenn Informationen durch andere Medien aufgenommen werden, holen Patienten, wie die hier vorliegende Untersuchung zeigt, dennoch nicht selten zusätzlich die Meinung ihres Arztes ein. Der behandelnde Arzt ist damit in der Position, zumindest zu einem Teil über Relevanz und Richtigkeit öffentlich zugänglicher Informationen zu urteilen.

Dieser offenbar von Seiten der Patienten dem Arzt zuerkannte Referenzcharakter als Vermittler medizinischer Informationen und die ihm damit zufallende Schlüsselposition als Meinungsmultiplikator wird zumindest von der Pharmazeutischen Industrie erkannt und genutzt [1, 8, 9]. Nach unseren Ergebnissen stützt sich die schriftliche Patienteninformierung in der Arztpraxis fast ausschließlich auf Materialien der Pharmazeutischen Industrie. Dies dürfte durch eine Reihe von Gründen erklärbar sein. Die Hersteller von Heilmitteln müssen ein Interesse daran haben, dass Patienten gut über ihre Erkrankung informiert sind, weil dies hilft, die Wirkung von Arzneimitteln zu verbessern und Nebenwirkungen vorzubeugen. Des Weiteren verstehen sich die Arzneimittelhersteller auch als Partner der Ärzte und bieten diesen eine Reihe von Unterstützungen an. Dies reicht von Hilfen beim Praxismanagement bis hin zu Informationsbroschüren, die an Patienten weitergegeben werden können. Da Ärzte dies, wie unsere Untersuchung zeigt, als Erleichterung ihrer Alltagsarbeit erleben, nehmen sie diese Hilfen gerne an. Da in vielen Indikationsgebieten gleichwertige Alternativpräparate angeboten werden und es damit kaum noch „unique selling propositions" [11] gibt, findet demzufolge ein Informationswettbewerb statt, um auf diese Art ein bestimmtes Präparat oder generell Präparaten eines bestimmten Herstellers einen Wettbewerbsvorteil zu verschaffen. Schließlich wird durch diese Informationsmaterialien mit Unterstützung durch den Arzt über eine große Zahl von Patienten auch die Öffentlichkeit informiert.

Mit Blick auf die Arzneimittelsicherheit kann aufgrund der vorrangigen Autorenschaft der Informationsmaterialien davon ausgegangen werden, dass die Arzneimitteltherapie angemessen berücksichtigt wird. Schriftliche Patienteninformationen dienen also fast ausschließlich der Unterstützung der Arzneimitteltherapie. Diese Feststellung weist aber auch auf den kritischen Punkt der vorliegenden Ergebnisse hin. Der Pharmazeutischen Industrie gebührt für ihren Einsatz zur Verbesserung der Patienteninformation und zur Unterstützung der ärztlichen Arbeit Anerkennung. Dennoch wäre es sicher begrüßenswert, wenn „im Zeitalter der medizinischen Aufklärung„ [10] auch andere Organisationen im Gesundheitswesen sich stärker in diesem Bereich betätigen würden.

Literatur

1. Crisand M (1966) Pharma-Trends und innovatives Pharma-Marketingmanagement. Wiesbaden
2. Dörning H (1991) Patientenbefragung zur Gesundheitsförderung und Prävention. Unveröffentlichtes Manuskript. Hannover 1991
3. Härter M et al. (1996) Inanspruchnahme und Effekte von Gesundheitsberatungen bei Erkrankungen am Stütz- und Bewegungsapparat. Prävention 19:10–13
4. Jacob R (1997) Gesundheitliche Aufklärung ist nicht automatisch auch Gesundheitskommunikation. Prävention 20:47–50
5. Linden M (1993) Maßnahmen zur Förderung der Patienten-Compliance. In: Möller HJ (Hrsg) Therapie psychiatrischer Erkrankungen. Enke, Stuttgart, S 104–113
6. Linden M (1997) Patientenaufklärung und Fach-Gebrauchsinformationen aus psychiatrischer Sicht. Zeitschrift für ärztliche Fortbildung und Qualitätssicherung 91:662–667
7. Linden M (1997) The role of the patient in treatment decisions. In: Rush AJ (ed) Mood disorders. Systematic medication management. Karger, Basel, pp 192–202
8. Lonsert M, Preuß KJ, Kucher E (1995) Handbuch Pharma-Management. Gabler, Wiesbaden
9. Lonsert M (1995) Direct-to-Consumer-Marketing in der pharmazeutischen Industrie – Möglichkeiten und Grenzen eines Relationship-Marketing mit Arzneimittelkonsumenten. In: Lonsert M, Preuß KJ, Kucher E (Hrsg) Handbuch Pharma-Management. Gabler, Wiesbaden
10. Müller-Oerlinghausen B (1998) Herausforderung der Zukunft. Gesundheit und Gesellschaft 9:46–47
11. Reeves R (1963) Werbung ohne Mythos. München
12. Troschke J von, Erlbruch V (1978) Gesundheitsberatung in der Kassenärztlichen Praxis. Unveröffentlichtes Manuskript, Freiburg 1978. Zitiert nach Hildebrand N, Troschke J von (1981) Ärztliche Gesundheitsberatung in der Bundesrepublik Deutschland. In: Troschke J von, Stößel U (Hrsg) Möglichkeiten und Grenzen ärztlicher Gesundheitsberatung. Freiburg, S 29–48
13. Weber I (1994) Niedergelassene Ärzte als Multiplikatoren der Gesundheitsförderung? Prävention 17:3–5

Zusammenfassung der Diskussion

Die Ausführlichkeit und Genauigkeit der Fach- bzw. Patienteninformationen zu Psychopharmaka war Gegenstand der Diskussion. Zum einen muss eine solche Fachinformation lückenlos über die möglichen Risiken eines Medikaments aufklären, zum anderen besteht die Gefahr, dass, je länger, ausführlicher und juristisch abgesicherter eine Patienteninformation ist, desto geringer die Chance ist, dass diese Information gelesen und verstanden wird. Auch kann eine sehr ausführliche Patienteninformation zu einer Verunsicherung der Patienten führen.

Qualitätsbewertung und Qualitätssicherung in der Psychiatrie am Beispiel schizophrener Erkrankung

W. Gaebel, B. Janssen

Zusammenfassung

Die Diskussion um Qualitätssicherung und klinisches Qualitätsmanagement gewinnen in den letzten Jahren in der Medizin zunehmend an Bedeutung. Garantiert werden soll eine dem fachlichen Kenntnisstand und den vorhandenen Ressourcen entsprechende optimale Krankenbehandlung auf allen Ebenen der Versorgung, auch und gerade in der Psychiatrie. Hierzu müssen Qualitätsstandards definiert und konkrete Konzepte und Strukturen zur Umsetzung qualitätssichernder und qualitätsverbessernder Maßnahmen geschaffen werden. Anhand der erhobenen Daten konnte auf wissenschaftlich-statistischer Basis ein praktikables Erhebungsinstrumentarium entwickelt werden. Des Weiteren wurde eine auf den Qualitätsindikatoren basierende Rückmeldung von Vergleichsdaten entwickelt, die neben Ergebnisvariablen auch Struktur-, Patienten- und Prozessvariablen beinhaltet. Diese Qualitätsprofile bilden einen wesentlichen Ausgangspunkt für krankheitsspezifische Problemanalysen im Rahmen eines internen Qualitätsmanagements, das durch Beurteilung hinsichtlich der Leitlinienkonformität von Therapiemaßnahmen unterstützt wird. Mit der Durchführung eines externen Qualitätsvergleichs anhand von Qualitätsindikatoren, sowie der Möglichkeit, Behandlungen auf ihre Leitlinienkonformität hin zu überprüfen, sind erste Schritte in Richtung eines wissenschaftlich fundierten Qualitätsmanagements gemacht.

Einleitung

Die Diskussion um Qualitätssicherung und klinisches Qualitätsmanagement gewinnen in den letzten Jahren in der Medizin zunehmend an Bedeutung. Strukturelle und atmosphärische Veränderungen des Gesundheitssystems mögen dazu beigetragen haben, dass der fachöffentliche Diskurs bisweilen nicht frei von Emotionen war. Dennoch sind Bemühungen um die Sicherung der medizinischen Behandlungsqualität alles andere als Innovationen der Gegenwart. Sie bilden vielmehr ein konstituierendes Merkmal der wissenschaftlich-kritischen Medizin selbst lange vor Propagierung eines Qualitätsmanagements. Beispielsweise führten in der Psychiatrie des 19. Jahrhunderts bewusste Qualitätsverbesserungsmaßnahmen wie die No-Restraint-Initiative zur Minderung restriktiver Behandlungsverfahren oder die Welle der Anstaltsgründungen zu einem Gestaltwandel der Versorgungspraxis, der als humanitärer Fortschritt gewürdigt wurde.

Die Alltagspraxis medizinischer Qualitätssicherung ist in traditioneller Form fest etabliert, doch erhielt sie von der gesundheitspolitischen Forderung nach einer zunehmenden Kosten-Nutzen-Orientierung einen neuen Impuls. Ein weiterer Schrittmacher der Entwicklung ist ein sich änderndes Patientenverhalten, das sich u. a. in einer verstärkten Aufmerksamkeit und Anteilnahme von Patienten an den medizinischen Fragen ihrer Behandlung manifestiert. Der Patient und seine Angehörigen werden zunehmend kritische Nutzer einer medizinischen Dienstleistung. In einer kritischer werdenden Öffentlichkeit wächst mit dem medizinischen Fortschritt auch die Erwartung an den Arzt und das Versorgungssystem.

Qualitätsmanagement soll jedoch nicht nur als Legitimation gegenüber den Kostenträgern dienen, sondern ein aktiver Prozess der kontinuierlichen Verbesserung der medizinischen Versorgung sein, in dessen Mittelpunkt der Patient steht. Garantiert werden soll eine dem fachlichen Kenntnisstand und den vorhandenen Ressourcen entsprechende optimale Krankenbehandlung auf allen Ebenen der Versorgung, auch und gerade in der Psychiatrie [11]. Hierzu müssen Qualitätsstandards definiert und konkrete Konzepte und Strukturen zur Umsetzung qualitätssichernder und qualitätsverbessernder Maßnahmen geschaffen werden. Medizinische Qualitätskontrolle kann als Vergleichsprozess dargestellt werden, bei dem eine diagnostische oder therapeutische Maßnahme (Ist-Wert) hinsichtlich ihrer Durchführung und ihres Ergebnisses mit einem Standard (Sollwert) verglichen wird. Dabei ist der Einsatz von Qualitätsindikatoren erforderlich. Hierunter versteht man festgelegte Merkmale, die für die Prozess- und Ergebnisqualität als besonders wesentlich gelten. Die Dokumentation und Auswertung dieser Indikatoren lässt dann Rückschlüsse auf die Qualität der Behandlung zu.

Qualitätssichernde Maßnahmen in der medizinischen Versorgung sind im Gesundheitsstrukturgesetz [14] verbindlich vorgesehen. Insbesondere § 137 SGB V sieht vor, dass Krankenhäuser *„sich an Maßnahmen zur Qualitätssicherung beteiligen. Die Maßnahmen sind auf die Qualität der Behandlung, der Versorgungsabläufe und der Behandlungsergebnisse zu erstrecken. Sie sind so zu gestalten, dass vergleichende Prüfungen ermöglicht werden."* Externe Qualitätssicherung bedeutet in diesem Zusammenhang zunächst die Erhebung von definierten Qualitätsindikatoren, insbesondere zur so genannten Prozess- und Ergebnisqualität [4], die zentral ausgewertet und den einzelnen Institutionen zum Vergleich ihrer eigenen Leistung mit der anderer Institutionen rückgemeldet werden. Auf der Basis dieser mittels Qualitätsprofilen möglichen Einordnung der eigenen Behandlungsqualität können institutionsinterne Qualitätsanalysen zur Aufdeckung von Schwachstellen in Gang gesetzt werden, die im Rahmen eines Qualitätsmanagements zur Entwicklung von Problemlösungen und deren Umsetzung in die Versorgungspraxis führen. Diese Zusammenhänge sind schematisch in Abbildung 1a und b dargestellt.

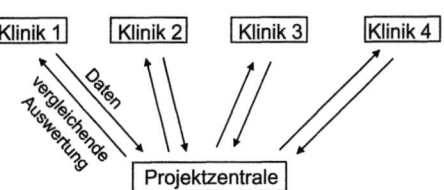

Abb. 1a. Externer Qualitätsvergleich

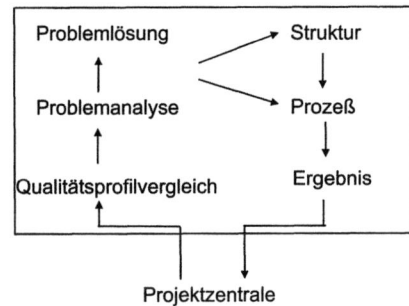

Abb. 1b. Interne Qualitätssicherung

Externe Qualitätssicherung mit Tracerdiagnosen – Ergebnisse einer multizentrischen Studie

In der somatischen Medizin hat es sich bewährt, Qualitätsindikatoren für spezielle Eingriffe oder klinisch besonders relevante, so genannte Tracerdiagnosen zu benutzen [17, 19], anhand derer gewissermaßen stellvertretend für die gesamte Versorgungsleistung einer Institution ein Bild ihrer Versorgungsqualität gewonnen werden kann.

Qualitätssicherung in der Psychiatrie umfasst prinzipiell alle Aspekte therapeutischen Handelns von der Diagnostik bis zur Indikationsstellung und Durchführung therapeutischer, rehabilitativer und präventiver Maßnahmen unter Berücksichtigung ihrer versorgungspolitischen und regionalspezifischen institutionellen Rahmenbedingungen [7, 8, 10]. Auch hier hat sich die Verwendung der instrumentellen Kategorien Struktur-, Prozess- und Ergebnisqualität bewährt [4]. Allerdings ist aufgrund der sehr engen Abhängigkeit der Ausprägung und des Verlaufs psychischer Störungen von biologischen und psychosozialen Randbedingungen eine lineare Beziehung zwischen Struktur-, Prozess- und Ergebnisqualität des Behandlungsprozesses kaum zu erwarten [7, 15]. Selbst eine nach heutigen Standards optimale Behandlungsqualität erfährt somit aufgrund der Vielfalt nur bedingt kontrollierbarer Einflüsse auf Krankheitsverlauf und -prognose eine Begrenzung. Wenngleich qualitätssichernde Maßnahmen auch in der Psychiatrie eine lange Tradition haben (vgl. Böhme et al. [2]), sind sie doch bisher nicht systematisch durchgeführt worden, zudem liegen bisher kaum Ergebnisse zur Effektivität derartiger Maßnahmen vor. Das vorliegende Projekt zur „Tracerdiagnose Schizophrenie zur externen Qualitätssicherung in der stationären psychiatrischen Versorgung gemäß § 137 SGB V" schließt hier eine Forschungslücke.

Schizophren Kranke stellen die größte Gruppe der stationären Aufnahmen in psychiatrischen Krankenhäusern dar (ca. 30–40%). Für die Behandlung schizophren Kranker wurden spezielle Therapieleitlinien entwickelt (DGPPN 1998). Wie Untersuchungen zur Leitlinienkonformität stationärer Behandlungen in den USA zeigen, ist diese nur in ca. 50% der Behandlungsfälle gewährleistet [18]. Diese Befundlage begründet den Einsatz qualitätssichernder Maßnahmen für diese Diagnosegruppe. Um ihre Behandlung sowie entsprechende Behandlungsergebnisse adäquat abzubilden, mussten neue Instrumente einbezogen bzw. entwickelt und im Hinblick auf ihre Eignung als Qualitätsindikatoren überprüft werden. Dabei konnte einerseits auf Ergebnisse der Verlaufs- und Outcomeforschung bei Schizophrenen zurückgegriffen werden (z. B. [9]), andererseits mussten Indikatoren zur Struktur- und Prozessqualität teilweise neu entwickelt werden, wobei eine größtmögliche Anlehnung an die neue Basisdokumentation (BADO [3]) gesucht wurde.

Neben der Entwicklung und Evaluation neuer Instrumente sowie der Operationalisierung von Qualitätsindikatoren zum externen Institutionsvergleich, sollten die Analyse der Ursachen von Qualitätsabweichungen und mangelnder Leitlinienkonformität und darauf aufbauende interne Maßnahmen der Qualitätsverbesserung Bestandteil des Projektes sein.

Ziele waren die Evaluation eines Erhebungsinstrumentariums, die Entwicklung von Qualitätsindikatoren und der Aufbau eines Rückmeldesystems zur Optimierung des internen Qualitätsmanagements und der Leitlinienkonformität.

Zu Erfassung der Struktur-, Prozess- und Ergebnisvariablen wurden folgende Parameter erfasst (Tabelle 1).

In dem vom BMG nach Abstimmung mit der Deutschen Krankenhausgesellschaft (DKG), der Bundesarbeitsgemeinschaft (BAG) der Träger Psychiatrischer Krankenhäuser, der Bundesdirektorenkonferenz (BDK), der Aktion Psychisch Kranke (APK), der Landesärztekammer Nordrhein sowie den Spitzenverbänden der Krankenkassen, geförderten 2-jährigen Projekt (Förderkennzeichen GMQK01184297) wurde anhand von insgesamt 1138 Behandlungsfällen (96 Fälle Vorstudie, 1042 Fälle Hauptstudie) an 4 psychiatrischen Kliniken unterschiedlicher Struktur in Nordrhein-Westfalen die Voraussetzung für eine externe Qualitätssicherung mit Hilfe der Tracerdiagnose Schizophrenie geschaffen. Durch eine statistische Auswertung der umfangreichen Dokumentation aller Bereiche der Versorgung hinsichtlich Trennschärfe und Erhebungsqualität bei gleichzeitiger fachlicher Begutachtung der inhaltlichen Relevanz konnten Qualitätsindikatoren für die stationäre Behandlungsqualität erarbeitet werden. Diese Qualitätsindikatoren umfassen nicht nur Ergebnis-, sondern auch Struktur- und Prozessvariablen, die als Moderatorvariablen von wesentlichem Interesse sind.

Die Ergebnisse des externen Qualitätsprojekts konnten vergleichend dargestellt werden, sodass jede Klinik sowohl ihre eigene Position, als auch

Tabelle 1. Variablengruppen des Erhebungsinstruments zur Qualitätssicherung

Strukturvariablen	Prozessvariablen		Ergebnisvariablen
Institutionsmerkmale	Patientencharakteristika		
Einzugsgebiet	Alter	Einweisungsdiagnose	Besondere Vorkommnisse
Krankenhaustyp	Geschlecht	Aufnahmediagnose	Patientenzufriedenheit
Regionale Versorgungsstruktur	Schulbildung	Verlaufstyp	Soziale Situation bei Entlassung
Krankenhaus-/ Abteilungsgröße	Berufliche Situation	Aufnahmegrund	Weiterbehandlung
Stationsbezeichnung	Wohnsituation	Unterbringungsmodus	Psychopathologie bei Entlassung (BPRS)
Offen/geschlossen	Unterhalt	Diagnostik	Krankheitsschweregrad (CGI)
Spezialstation	Vorbehandlung	Verlaufsprognose (Kokes et al. [18])	Soziale Funktion bei Entlassung (GAF)
Psych PV-Struktur	Krankheitsdauer	Therapie während des stationären Aufenthalts:	
	Ersterkrankung/ stationären Voraufenthalte	Somatotherapie	
	Psychopathologie bei Aufnahme (BPRS)	Psychotherapie	
	Soziale Funktion bei Aufnahme (GAF)	Einzelgespräche	
	Krankheitsschweregrad (CGI)	Sozialarbeiterische Beratung	
		Andere Therapien (Ergo-, Bewegungstherapie etc.)	
		Therapie bei Entlassung	

den Mittelwert über alle Kliniken sowie den „besten" als auch den „schlechtesten" Wert mit einem Blick erkennen kann. Dabei bleiben alle Kliniken, bis auf die eigene, anonym. Diese Form der vergleichenden Rückmeldung wurde nicht nur für Ergebnisparameter, sondern ebenfalls für Struktur- und Prozessparameter gewählt, also für alle Qualitätsindikatoren, um es den Kliniken zu ermöglichen potentielle Einflüsse auf das Ergebnis, die zum Beispiel in einer unterschiedlichen Klientel oder Struktur begründet sein könnten, zu erkennen.

Abbildung 2 zeigt ein Beispiel für eine vergleichende Rückmeldung von Ergebnisparametern an eine der Kliniken.

Die Ergebnisse zeigen, dass eine externe Qualitätssicherung mit Hilfe von Tracerdiagnosen auch in der Psychiatrie durchführbar ist und eine sinnvolle Ergänzung, wenn nicht gar notwendige Vorraussetzung für ein internes Qualitätsmanagement darstellt [12, 13, 16].

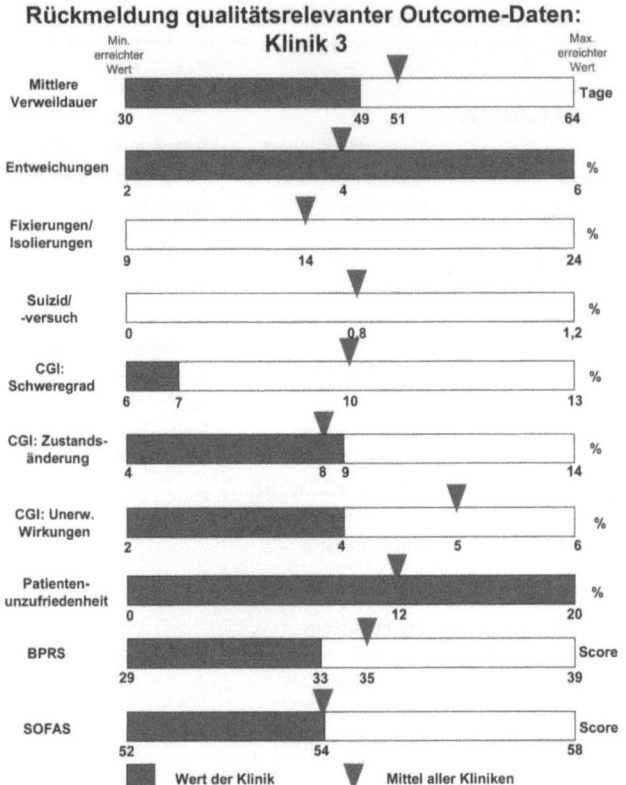

Abb. 2. Rückmeldung qualitätsrelevanter Ergebnisdaten

Leitlinienkonformität

Ein Qualitätsmanagement ist nur dann möglich, wenn Standards oder Leitlinien definiert sind, an denen die Qualität einer Behandlung gemessen werden kann. Die Erstellung von Leitlinien ist eine Aufgabe, die im Wesentlichen den wissenschaftlichen Fachgesellschaften als Expertengremien zukommt. Leitlinien beziehen sich sowohl auf die Diagnostik als auch auf die Therapie einer Erkrankung. Für einen Großteil der psychiatrischen Erkrankungen wurden von der American Psychiatric Association (APA) bereits Leitlinien entworfen, z. B. für die Therapie schizophrener Störungen [1]. In der Bundesrepublik Deutschland hat die Deutsche Gesellschaft für Psychiatrie, Psychotherapie und Nervenheilkunde (DGPPN) Leitlinien für einige Bereiche bereits vorgelegt [5] bzw. deren Veröffentlichung steht unmittelbar bevor (Affektive Störungen, Persönlichkeitsstörungen, Zwangsstörungen, Essstörungen, Psychopharmakotherapie, EKT). Die Leitlinien stellen einen wesentlichen Faktor im Rahmen der stationären Qualitätskontrolle dar und sollten inhaltliche Grundlage der problemorientierten Arbeit der qualitäts-

Tabelle 2. Diagnostische Leitlinien bei schizophrener Ersterkrankung

Obligat:	Körperliche und neurologische Untersuchung, Laboruntersuchungen (Diff BB, CRP, Leberwerte, TSH, Nierenwerte)
Fakultativ:	TPHA, HIV, Drogenscreening, LP, CT, ggf. MRT, EEG, EKG, Rö-Thorax, Neuropsychologische Testung
DGPPN 1998	

Tabelle 3. Leitlinien zur medikamentösen Behandlung schizophren Kranker (DGPPN 1998)

1. Stufe	Möglichst Monotherapie
	Kombinationstherapie: Benzodiazepine oder niedrigpotente NL bei Unruhe
2. Stufe	Positive Symptome: hoch- o. mittelpotentes typ. oder atypisches Neuroleptikum
	Negative Symptome: primär atypisches Neuroleptikum
	Reexacerbation: je nach früherer guter Response
	Kombinationstherapie: Benzodiazepine oder niedrigpotente Neuroleptika bei Unruhe
3. Stufe (Non-response)	Ausreichende Dosierung, gesicherte Compliance (Plasmaspiegel). Mindestens 4 Wochen: Umstellung auf Clozapin
	Ausreichende Dosierung, gesicherte Compliance (Plasmaspiegel). Mindestens 4-6 Wochen: Umstellung auf anderes atypisches Neuroleptikum
	Bei persistierender Symptomatik ggf. Kombination mit Lithium oder EKT

sichernden Strukturen (Teams, Qualitätszirkel, Qualitätsbeauftragte etc.) sein, ohne jedoch als unflexible „Vorschriften" angesehen zu werden.

Neben der vergleichenden Darstellung der Schizophreniebehandlung aus 4 Kliniken konnte anhand des erhobenen Datensatzes der Tracerstudie eine Qualitätsbewertung hinsichtlich der Leitlinienkonformität der Behandlung schizophrener Patienten durchgeführt werden. Grundlage für die Beurteilung der Leitlinienkonformität ist die von der DGPPN vorgelegte Leitlinie zur Schizophreniebehandlung [5, 13]. Da die Diagnostik und Therapie Unterschiede zwischen Erst- und Mehrfacherkrankten aufweist, soll der Prozess der Bestimmung der Leitlinienkonformität am Beispiel der Gruppe der ersterkrankten Patienten dargestellt werden.

Die Leitlinien zur Schizophreniebehandlung [5] empfehlen folgende diagnostischen und therapeutischen Maßnahmen (Tabelle 2-4).

Entsprechend der genannten Leitlinien wurden die ersterkrankten Patienten der 4 Kliniken daraufhin ausgewertet, ob sie leitlinienkonform behandelt wurden. Es zeigt sich beispielsweise, dass bezüglich der empfohlenen diagnostischen Maßnahmen, insbesondere bei aufwändigeren Methoden (CCT/MRT, Testpsychologische Untersuchungen), ein großer Teil der Patienten nicht leitlinienkonform versorgt wird (Tabelle 5).

Tabelle 4. Leitlinien zur psychosozialen Behandlung schizophren Kranker (DGPPN 1998)

- Obligat:
  Psychoedukation, Angehörigenarbeit, stützende Psychotherapie
- Fakultativ (je nach Symptomatik):
  Familienintervention, Training sozialer Fertigkeiten, kognitive Rehabilitation, Coping-Skills-Training

Tabelle 5. Diagnostik bei schizophren ersterkrankten Patienten (n = 137 Patienten)

Labor	126 (92%)
EKG	122 (89%)
EEG	122 (89%)
CCT/MRT	81 (59%)
Rö-Thorax	32 (23%)
Lumbalpunktion	3 (2%)
Testpsychologie	42 (31%)

Tabelle 6. Leitlinienkonformität der medikamentösen Behandlung, 1. Stufe (n = 58 Patienten, die länger als 4 Wochen in stationärer Behandlung waren)

	Leitlinienkonform (Monotherapie über 4 Wochen + Benzodiazepin oder niedrigpotente Neuroleptika)	Nicht leitlinienkonform
Ersterkrankte	40 (69%)	18 (31%)

Tabelle 7. Nichtmedikamentöse Behandlung der ersterkrankten Patienten (n = 135)

	Leitlinientreue Psycho-/Soziotherapie	Nichtleitlinientreue Psycho-/Soziotherapie
Ersterkrankte	30 (22%)	105 (78%)

Auch hinsichtlich der medikamentösen Therapie werden nur 69% der Patienten nach der stationären Aufnahme entsprechend den Leitlinien versorgt (Tabelle 6).

Es zeigen sich noch größere Defizite bei der Anwendung empfohlener nichtmedikamentöser Therapiemaßnahmen (Tabelle 7).

Die Ergebnisse können nun Ausgangspunkt der weiteren Analyse sein, um Qualitätsrückstände innerhalb einer Behandlungsdimension auszugleichen oder Ursachen für eine nichtleitlinienkonforme Versorgung festzustellen (siehe Abb. 1b). Auch bei Qualitätsbewertungen hinsichtlich der Leitlinienkonformität ist jedoch auf vielfältige Einflüsse zu achten, die als Moderatorvariablen auf die Ergebnisse einwirken können. So können kurze Verweildauern („Kurzlieger") zu einer unzureichenden Diagnostik und starke Nebenwirkungen unter einer medikamentösen Behandlung zu einem, nach den Kriterien der Leitlinie, zu schnellen Umstellen auf ein neues Neuroleptikum führen. Unter Berücksichtigung dieser möglichen Einflüsse stellt die Auswertung der Leitlinienkonformität ein wesentliches inhaltliches Hilfsmittel dar, um konkrete Qualitätsschwachpunkte aufzudecken.

Diskussion und Ausblick

Qualitätssicherung ist eine gesetzlich fundierte Anforderung, deren Ziel primär die Verbesserung der Versorgungsqualität psychisch Kranker sein soll. Um dies zu erreichen ist eine inhaltliche und methodische Koordination aller am Versorgungssystem beteiligter Gremien und Arbeitsgruppen Voraussetzung (Fachgesellschaften, Kostenträger, politische Gremien etc.). Die Schaffung einer praktikablen Dokumentation, die Entwicklung von Leitlinien und der Aufbau funktioneller interner und externer qualitätssichernder Strukturen sind die Grundlage eines effektiven Qualitätsmanagements.

Anhand der erhobenen Daten konnte auf wissenschaftlich-statistischer Basis ein praktikables Erhebungsinstrumentarium entwickelt werden. Des Weiteren wurde eine auf den Qualitätsindikatoren basierende Rückmeldung von Vergleichsdaten entwickelt, die neben Ergebnisvariablen auch Struktur-, Patienten- und Prozessvariablen beinhaltet. Diese Qualitätsprofile bilden einen wesentlichen Ausgangspunkt für krankheitsspezifische Problemanalysen im Rahmen eines internen Qualitätsmanagements, das durch Beurteilung hinsichtlich der Leitlinienkonformität von Therapiemaßnahmen unterstützt wird. Mit der Durchführung eines externen Qualitätsvergleiches anhand von Qualitätsindikatoren, sowie der Möglichkeit, Behandlungen auf ihre Leitlinienkonformität hin zu überprüfen, sind erste Schritte in Richtung eines wissenschaftlich fundierten Qualitätsmanagement gemacht und die Basis für die Entwicklung funktioneller Strukturen gelegt worden. Eine auf Selbstkritik und Motivation gründende Qualitätssicherung und -optimierung setzen ein intellektuelles Klima voraus, in dem nicht – und schon gar nicht zuvorderst – Sanktionen, sondern das wohlverstandene Interesse an der Optimierung des eigenen Tuns zum Wohle der behandelten Patienten im Vordergrund steht. Die durchgehend hohe Motivation und das Erkenntnisinteresse der beteiligten Kliniken während der gesamten Projektphase verdeutlichen, dass ein solches Klima – trotz erhöhter Arbeitsbelastung – herstellbar und im Dienste der Sache nutzbar ist. Von daher kann nicht nachdrücklich genug darauf hingewiesen werden, dass der künftige Erfolg einer Anwendung des entwickelten Instrumentariums wesentlich von einer sanktionsfreien, vom Interesse an der Verbesserung des eigenen diagnostischen und therapeutischen Handelns – aber durchaus im Wettbewerb – geleiteten Zielsetzung und Einstellung abhängen wird. Praktisch kann dies nur bedeuten, dass Maßnahmen der Qualitätssicherung in „eigener Regie" mit eigener Verfügbarkeit über die Daten und vor allem eigener „Interpretationshoheit" durchgeführt werden. Selbstverständlich muss gleichwohl eine Verbindlichkeit bei der Umsetzung von Ergebnisvergleichen in ein klinikinternes Qualitätsmanagement gesichert sein. Da der Kosten-Nutzen-Aspekt medizinischer Versorgung sowohl von Kostenträgern, als auch vom Gesetzgeber zunehmend in den Mittelpunkt des Interesses gestellt wird, werden jedoch ökonomische Aspekte in Zukunft die psychiatrische Versorgung wesentlich mitbestimmen. Auch Mediziner, im ambulanten und stationären Bereich, werden in Zukunft wirtschaftlicher denken müssen. Dennoch sollte das zentrale Anliegen des Qualitätsmanagement nicht aus den Augen verloren werden, nämlich die Verbesserung der Versorgungsqualität. Als Motor für diese Entwicklung wird letztlich nicht Legitimationsdruck, sondern das Interesse der Behandler und Patienten an einer Optimierung der Versorgungsqualität ausschlaggebend sein, wobei es gilt, den Blick für das Sinnvolle und Machbare nicht aus den Augen zu verlieren.

Literatur

1. American Psychiatric Association (APA) (1997) Practice Guideline for the Treatment of Patients with Schizophrenia. APA, Washington
2. Böhme K, Cording C, Ritzel G, Spengler A, Trenckmann U (1994) Thesen zur Qualitätssicherung. Spektrum Psychiatrie Nervenheilkunde 23:28–62
3. Cording C (1995) Basisdokumentation und Ergebnisqualität. In: Gaebel W (Hrsg) Qualitätssicherung im psychiatrischen Krankenhaus. Springer, Wien New York, S 173–181
4. Donabedian A (1966) Evaluating the quality of medical care. Milbank Mem Fund Quart 44:166
5. Deutsche Gesellschaft für Psychiatrie, Psychotherapie und Nervenheilkunde (DGPPN) (Hrsg) (1998) Behandlungsleitlinie Schizophrenie. Steinkopff, Darmstadt
6. Gaebel W (1995) Qualitätssicherung diagnostischer und therapeutischer Maßnahmen im psychiatrischen Krankenhaus. In: Gaebel W (Hrsg) Qualitätssicherung im psychiatrischen Krankenhaus. Springer, Wien New York, S 87–108
7. Gaebel W (Hrsg) (1995) Qualitätssicherung im psychiatrischen Krankenhaus. Springer, Wien New York
8. Gaebel W (1996) Grundelemente der Qualitätssicherung in der Medizin. In: Berger M, Gaebel W (Hrsg) Qualitätssicherung in der Psychiatrie. Springer, Berlin Heidelberg, S 13–31
9. Gaebel W, Awad AG (eds) (1994) Prediction of Neuroleptic Treatment Outcome in Schizophrenia. Springer, Wien
10. Gaebel W, Janssen B (1997) Qualitätssicherung in der Psychiatrie. In: Scheibe O (Hrsg) Qualitätsmanagement in der Medizin, Handbuch für Klinik und Praxis. ecomed, Landsberg am Lech, IV-2.2.16
11. Gaebel W, Schwarz M (1997) Qualitätssicherung in der Psychiatrie. In: Hell D, Bengel J, Kirsten-Krüger M (Hrsg) Qualitätssicherung in der psychiatrischen Versorgung Freiburg: Karger, Freiburg, S 53–71
12. Gaebel W, Janssen B, Schneider F (1999) Quality Assurance of Inpatient Treatment in Schizophrenia – Results from a Multicenter Project. Schizophrenia Research 36:340–341
13. Gaebel W, Schneider F, Janssen B (1999) Tracerdiagnose Schizophrenie zur externen Qualitätssicherung in der stationären psychiatrischen Versorgung gemäß § 137 SGB V, Abschlussbericht zu Vorlage beim BMG
14. Gesundheitsstrukturgesetz (1993) In: Bundesgesetzblatt Tl. 1 Nr. 59, Bundesanzeiger Verlagsgesellschaft, Bonn, S 2266–2334

15. Haug HJ, Stieglitz RD (1995) Qualitätssicherung – eine Herausforderung. In: Haug HJ, Stieglitz RD (Hrsg) Qualitätssicherung in der Psychiatrie. Enke, Stuttgart, S 1–3
16. Janssen B, Jänner M, Schneider F, Gäbel W, Burgmann C, Held T, Hoff P, Prüter C, Saß H, Mecklenburg H, Ruth A (1998) Qualitätsindikatoren der stationären Behandlung schizophrener Patienten. Psychiatrische Praxis 25:302–309
17. Kessner DM, Kalk CE, Singer J (1973) Assessing health quality – the case for tracers. New England Journal of Medicine 288:189–194
18. Kokes et al. (1977)
19. Lehman AF, Steinwachs DM (1998) Translating research into practice: The schizophrenia Patient outcomes research team (PORT) treatment recommendations. Schizophrenia Bulletin 24:1–10
20. Scheibe O (1997) Vorbemerkung: Qualitätssicherung mit Tracerdiagnosen. In: Scheibe O (Hrsg) Qualitätsmanagement in der Medizin. Handbuch für Klinik und Praxis. ecomed, Landsberg am Lech, S IV-2.1.0.

Zusammenfassung der Diskussion

Einigkeit bestand bei den Diskussionsteilnehmern, dass durch Einführung der beschriebenen Erhebungsinstrumente die Optimierung der psychiatrischen Krankenbehandlung auf allen Ebenen der Versorgung und die Anpassung der Therapie an den aktuellen fachlichen Kenntnisstand unter Berücksichtigung der vorhandenen Ressourcen gewährleistet werden kann.

Klinische Fragen der Qualitätssicherung in der Schizophreniebehandlung

M. Krausz, E. Gottwalz, D. Naber

▪ Zusammenfassung

Der Beitrag beschreibt und diskutiert einige Überlegungen zur Qualitätssicherung unter den Bedingungen eines Universitäts-Klinikums. Ansatzpunkte sind veränderte bzw. gewachsene Anforderungen an die Qualität der Versorgung aufgrund wissenschaftlicher und klinischer Entwicklungen. Nach einführenden Begrifflichkeiten der Qualitätssicherung werden Aspekte der Bereiche Bench-Marking, Qualitätsnetzwerke, Erfassung der Patientenzufriedenheit, Settingübergreifende Versorgung, Evaluation von Outcome im Verlauf, Basisdokumentation und EDV-gestützte Dokumentationshilfen dargestellt. Die aus den geschilderten Maßnahmen erhofften Verbesserungen der Struktur-, Prozess- und Ergebnisqualität und ein Mehr an Chancen für die Patientinnen und Patienten rechtfertigen die großen Anstrengungen, die in der Implementierung solcher Maßnahmen stecken.

▪ Einleitung

Das Thema Qualitätssicherung ist in verschiedenen Zusammenhängen in berufs- und gesundheitspolitischer und wissenschaftlicher Diskussion von Bedeutung. Gerade in den letzten Jahren wurden wichtige Initiativen unternommen, um in dem breiten Feld dessen, was als Qualitätssicherung begriffen wird, praktische Erfahrungen zu sammeln und Standards, sowie Verfahrensweisen zu entwickeln, die es ermöglichen, in der klinischen Standardversorgung zum einen ein besseres Versorgungsniveau zu erreichen und zum anderen ein System der Qualitätssicherung zu implementieren [14].

Die unter anderem von dem Nordrhein-Westfälischen Pilotprojekt vorgelegten Ergebnisse [7] dokumentieren ein breites Handlungsfeld, das die Notwendigkeit vieler organisatorischer, leitungsmäßiger und klinischer Verbesserungen verdeutlicht. Sie dokumentieren, wie komplex die Implementierung und Verwirklichung von Strategien der Qualitätssicherung in der stationären, tagesklinischen und ambulanten Versorgung schizophrener Patienten ist und wie viel wissenschaftliche und versorgungsorganisatorische Anstrengungen in diesem Komplex vorliegen.

Wir wollen versuchen, in diesem Beitrag anhand einiger Überlegungen zu angestrebten Veränderungen und bestehenden praktischen Modellen darzulegen, wie wir unter den Bedingungen eines Universitäts-Klinikums versuchen, auf die gewachsenen Anforderungen zu reagieren. Unser besonderes Anliegen war und ist es dabei, veränderte Anforderungen an die Qualität der Versorgung aufgrund wissenschaftlicher und klinischer Entwicklungen aufzugreifen und in handlungsleitende Projekte umzusetzen, um auf dieser Grundlage Erfahrungen für die Versorgung insgesamt sammeln zu können. Dies entspricht auch unserem Verständnis von einer optimalen Verbindung von Krankenversorgung und innovativer Therapieforschung [10, 13].

Qualität – Das Einfache, das so schwer zu machen ist

Die Qualität von Behandlung und Krankenversorgung unterscheidet sich in vielerlei Hinsicht von der Qualität der Automobilproduktion oder der Standardisierung bürokratischer Abläufe, wie sie von entsprechenden Kommissionen und Beauftragten in so genannten ISO-Normen bereits detailliert erfasst wurde. Die Lektüre derartiger Papiere lässt oftmals den Zweifel berechtigt erscheinen, inwieweit sie wirklich zur Qualifizierung der Prozesse beitragen und die relevanten Aspekte operationalisieren.

Versorgungsqualität lässt sich nur als Vergleich von konkreter Versorgungspraxis sowie in empirisch wie normativ fundierten Behandlungsleitlinien beschreiben. In der Literatur wird bezüglich der Versorgungsqualität zurückgehend auf Donabedian [1980] insgesamt auf 3 Aspekte abgehoben:
- Die *technische Qualität* der Versorgung (optimale Anwendung von diagnostischen und therapeutischen Maßnahmen).
- Die *interpersonelle Qualität* der Versorgung (soziale und psychologische Komponenten der Versorgung).
- Die *„amenities"* oder sog. *„Hotelqualität"* eines Versorgungsbereiches (günstige Lage, Komfort, Atmosphäre etc.).

Die Erarbeitung entsprechender Leitlinien ist ein eigenständiger, durch die Fachgesellschaften, sowie die Scientific Community betriebener Prozess, in dessen Rahmen versucht wird, durch Consensus-Konferenzen, wissenschaftliche Studien, sowie Expertenbefragungen den jeweils aktuellen Stand der Versorgungsqualität zusammenzufassen.

Dies ist ein in sich komplizierter und in der Bundesrepublik Deutschland noch nicht sehr entwickelter Prozess, der sich stark an die Erfahrungen insbesondere der amerikanischen Fachgesellschaft (z.B. American Psychiatric Association (APA) [1]) anlehnt. Der APA ist es gelungen, mit ihren Behandlungsrichtlinien für die Schizophreniebehandlung den vorhandenen Forschungsstand weitgehend konsensuell zusammenzufassen und damit eine gute Grundlage für die Diskussion und Qualitätssicherung zu liefern. Es ist darüber hinaus ein wichtiger Aspekt, solche Leitlinien subgruppen-

Tabelle 1. Qualitätsaspekte in der stationären Versorgung. (Modifiziert nach [3])

Strukturqualität
- Personelle Aspekte: Art und Anzahl des Personals, Ausbildung, fachliche Qualifikation
- Materielle Aspekte: Art und Umfang der materiellen Ausstattung, z. B. Räumlichkeiten
- Organisatorische Aspekte: Aufbauorganisation
- Systemaspekte: Art des Gesundheitssystems, Finanzierung, externe Regulierung

Prozessqualität
- Orientierung an: „good medical practice"
- Psychiatrie-spezifisch: Vorgabe der Personalverordnung der Psychiatrie
- Technische Behandlung: Diagnostische, somatische, pharmakologische, psychotherapeutische und andere Maßnahmen

Arzt/Therapeut-Patienten-Beziehung, Stationsklima
Dokumentation

Ergebnisqualität
- Patientenereignisse
- Gesundheitszustand im Vergleich zum Aufnahmebefund
- Subjektive Zufriedenheit
- Lebensqualität
- Rückfallgefährdung

---

spezifisch, Setting-spezifisch, regional, sowie manchmal auch bezüglich der Besonderheiten von Einzelfällen zu adaptieren, um eine adäquate Beurteilung der therapeutischen Bemühungen in einer konkreten Klinik vornehmen zu können [11].

Das heißt, auch die Qualitätssicherung kann nur in einem kooperativen Prozess der an der Versorgung Beteiligten funktionieren und setzt umfangreiche Anstrengungen voraus, um entsprechende für den Vergleich notwendige Informationen zur Verfügung zu stellen.

Die amerikanische „Joint Commission on the Accreditation of Health Care Organisations" definiert medizinische Qualität als „den unter Anwendung des derzeitigen Wissens vom jeweiligen medizinischen Versorgungssystem erreichten Grad der Wahrscheinlichkeit für den Patienten, das erwünschte Therapieresultat zu erzeugen und unerwünschte Behandlungsergebnisse zu vermeiden" [8]. Maß [12] geht bei der Qualität im psychiatrischen Bereich stärker vom Patienten aus, in dem er „die optimale Versorgung psychisch kranker Menschen nach dem jeweils neuesten Stand der wissenschaftlichen Erkenntnisse unter Beachtung der besonderen Eigenarten und Ziele sowie behandlungsbezogenen Vorstellungen der einzelnen Persönlichkeit" betont. Um Qualität überhaupt sichern zu können, muss sie messbar und beschreibbar werden und zwar in den Qualitätsdimensionen Struktur-, Prozess- und Ergebnis-Qualität, die auf Donabedian [4, 5] basieren. Diese Komponenten wurden von Berger und Vauth [3] modifiziert (Tabelle 1).

Um in diesen verschiedenen Kategorien eine Bestimmung der konkreten Standards in einer konkreten Einrichtung vornehmen zu können, sind eine

Reihe von Schritten und Vergleichsinformationen notwendig, die heute praktisch kaum durchzuführen sind [14]. Ausgehend von den umfangreichen Überlegungen zur Operationalisierung von Struktur, Prozess und Ergebnisqualität [14], die allerdings bisher noch nicht zur Umsetzung entsprechender Anforderungen in der klinischen Praxis auf dem geforderten Niveau geführt haben, wollen wir im Folgenden versuchen, verschiedene Einzelprojekte zur Realisierung, sowohl einer verbesserten Versorgungsqualität, wie der Implementierung entsprechender Standards in der Qualitätssicherung aus klinischer Perspektive darzustellen. Diese sind nicht vollständig abgeschlossen und ausgewertet, aber bereits mehr als bloße Planung, und skizzieren eine mögliche, klinisch gewichtete Strategie, nicht gemeint als verbindliches Vorbild, sondern als Anregung für eine umsetzungsorientierte Debatte. Die Bereiche, auf die im Folgenden eingegangen wird, sind:

Die Erarbeitung notwendiger Vergleiche und Kontextinformationen durch ein Qualitätsnetzwerk und entsprechende Bench-Marking-Informationen.

Die Erfassung von Patientenzufriedenheit.

Die Verbesserung der Strukturqualität durch Setting-übergreifende Versorgungsorganisationen.

Die Erfassung der Behandlungsergebnisse im Verlauf und im „follow-up".

Die Weiterentwicklung von Basisdokumentation und EDV zur prozessbegleitenden Dokumentationshilfe.

Das Zentrum für Psychosoziale Medizin und Psychiatrie und Psychotherapie des Universitäts-Krankenhauses Eppendorf in Hamburg verfügt über 125 allgemein-psychiatrische Betten, 40 Tageskliniche Plätze in der Allgemeinpsychiatrie und 11 psychiatrische Instituts-Ambulanzen mit spezialisierten Schwerpunkten. Es ist für einen Sektor von ca. 200 000 Einwohnern in Hamburg im Rahmen der Vollversorgung zuständig und behandelt im Jahr ca. 2 000 stationäre und teilstationäre und 6 000 ambulante Patientinnen und Patienten. Die Patientinnen und Patienten mit einer schizophrenen Psychose bilden mit über 25% die größte Gruppe der stationären Patienten.

Qualitätsnetzwerk und Bench-Marking als Lernen aus dem Vergleich

In der Industrie ist seit Jahren das so genannte „Bench-Marking" eine der wichtigsten Informationsquellen für die Positionierung im Wettbewerb. Es gibt dafür ausgeklügelte Systeme und so genannte „Marktforschungs-Agenturen", die lediglich davon leben, Leistungen zu erheben und zu vergleichen. Im Bereich der Medizin gibt es vergleichbare Anstrengungen einiger Fachgesellschaften insbesondere im Bereich der operativen Fächer, die sich bemühen, über Qualitätssicherungssysteme und eine intensive Dokumentation (z. B. von Nebenwirkungen und Zwischenfällen) Qualitätsstandards zu spezifizieren und Leistungs- und Komplikationsprofile, bezogen auf einzelne Leistungserbringer, zu erstellen. Dadurch ist es möglich, Abteilungen mit hohen Nebenwirkungsraten oder auch solche mit positiven Leistungskennziffern zu identifizieren und den entsprechenden Abteilungsleitungen die Möglichkeit für qualitätsverbessernde Maßnahmen zu bieten. Ein derartiger Leistungsvergleich in der Verantwortung der Leistungserbringer bzw. von Fachgesellschaften oder gemeinnützigen Vereinen hat nahe liegender Weise den Vorteil einer nicht nur ökonomisch determinierten Steuerung der Qualitätssicherung. Vielmehr ist es tendenziell so vielleicht möglich, auch notwendige Investitionen und Kosten gegenüber den Kostenträgern detailliert zu belegen und in die entsprechenden Planungen und Budgetverhandlungen einzubeziehen. Unserer Erwartungen nach werden solche Vergleichsdaten kontinuierlich in den nächsten Jahren als Grundlage für Budgetverhandlungen sowie in der Auseinandersetzung um das Niveau der psychosozialen Medizin unabdingbar werden.

Da es sich bei der Sammlung und dem Austausch derartiger Information um sehr sensible Daten handelt und die Voraussetzung für ein Bench-Marking bisher nicht geschaffen sind, verständigen wir uns mit einer ganzen Reihe anderer psychiatrischer Abteilungen auf eine Initiative „Qualitätsnetzwerk" im Rahmen eines gemeinnützigen Vereins mit folgenden Zielen:

Austausch standardisierter Informationen zur Struktur-, Prozess- und Ergebnisqualität im Bereich der Schizophreniebehandlung.
Gemeinsame Entwicklung geeigneter Instrumente und Auswertungsprozeduren und zentraler Auswertung, sowie Austausch über die Ergebnisse.
Gegenseitige Unterstützung bei der Fort- und Weiterbildung in diesem Bereich.
Entwicklung eines Verfahrens des Peer-Reviews durch gegenseitige Besuche und Hospitationen, sowie den Austausch von Mitarbeiterinnen und Mitarbeitern.

Ein erstes Instrument zur institutionellen Erfassung von Qualitätsmerkmalen in der Schizophreniebehandlung wurde entworfen und in einer Pilotphase erprobt. Es soll im nächsten Schritt unter allen beteiligten Abteilungen des Qualitätsnetzwerkes regelmäßig benutzt und verbessert werden. Ein mögliches Ergebnis könnte ein allgemein zugänglicher Vergleich von Qualitätskriterien sein, der als Gesamtbild und als Einzelauswertung, z.B. nach Settings differenziert, das Leistungsniveau der Versorgung in diesem Bereich abbildet.

Unter Beteiligung vieler Kolleginnen und Kollegen des Qualitätsnetzwerkes wurde darüber hinaus ein Weiterbildungszyklus „Integrative Schizophrenietherapie" als Grundlage für die Teamschulung in diesen Bereichen entwickelt und wird für alle Interessierten angeboten. Der Zyklus besteht aus 5 standardisierten Weiterbildungen zu den Hauptbereichen der Schizophreniebehandlung, ergänzt durch ein Einführungsseminar. Die einzelnen Module sind Familien- und Angehörigenarbeit, Psychoedukation, Psychopharmakotherapie und Medikamentenmanagement, Beziehungsgestaltung und Psychotherapien bei Schizophrenen.

Durch die Aufbereitung und Bereitstellung von Materialien, die Erarbeitung gemeinsamer Hilfsmittel auch im Rahmen der neuen Technologien und die kooperative Organisation soll das Qualifikationsniveau entsprechend der spezifischen Anforderungen der Schizophreniebehandlung in den beteiligten Teams aufgabenorientiert optimiert werden. Einhergehend mit dem Wissen über die konkreten Struktur- und Prozessprobleme erhoffen wir uns eine deutliche Verbesserung der Versorgungsqualität in diesem Bereich, nicht nur bezogen auf einzelne Abteilungen bzw. Institutionen. Dies könnte dann auch eine bessere Grundlage für die Diskussion der weiteren Entwicklung im Bereich der Versorgung sowie auch in der Debatte um die Kostenentwicklung sein.

Erfassung der Patientenzufriedenheit

Der Vergleich von Versorgungsangeboten in einigen Dimensionen nur aus professioneller Sicht zeichnet ein unvollständiges und einseitiges Bild. Es muss ergänzt werden durch die Perspektiven der anderen Beteiligten, insbesondere der Patientinnen und Patienten, aber darüber hinausgehend auch der Angehörigen und anderer am Versorgungssystem beteiligter Kooperationspartner. Ausgehend von den wichtigsten Behandlungsangeboten und Settingvariablen erfassen wir im stationären Bereich seit 1997 systematisch die Zufriedenheit der Patientinnen und Patienten mittels eines dazu entwickelten Selbstratingbogens (alle in diesem Kapitel erwähnten Instrumente können bei Interesse bei den Autoren angefordert werden), der auf dem CSQ (Client Satisfaction Questionaire) von Attkisson [2] aufbaut. Erfasst wird das reale Stattfinden eines Behandlungsangebotes bzw. die Verfügbarkeit für den individuellen Patienten, sowie seine subjektive Bewertung der Behandlungsdimensionen auf einer Sechserskala, um der Tendenz zur Mitte entgegen zu wirken. Die Auswertungen werden den einzelnen Stationen regelmäßig zur Verfügung gestellt (Tabelle 2).

Für die Patienten bietet ein solches Instrument die Möglichkeit der Reflexion des Behandlungsangebotes inklusive der Frage, was für ihre Stabili-

Tabelle 2. Wesentliche Aspekte unserer Stationsfragebögen zur Zufriedenheit mit der Behandlung

- Hilfreiche Angebote
- Hilfreiche spezifische und stationsübergreifende Angebote
- Möglichkeiten im Stationsrahmen
- Einschätzung der therapeutischen Beziehung/Kooperation
- Allgemeine Zufriedenheit mit der Behandlung
- Einschätzung des menschlichen Klimas
- Beurteilung der Teilnahme an Forschungsprojekten und Lehrveranstaltungen

sierung hilfreich und positiv gewesen ist. Die therapeutischen Teams unterstreichen darüber hinaus damit ihre Ausrichtung wesentlich an der Beurteilung durch die Patientinnen und Patienten. Ergänzend mit regelmäßigen Entlassungsgesprächen besteht so die Möglichkeit einer systematischen Selbstevaluation der Behandlungsangebote.

Für die Teams sind die Ergebnisse wertvolle Anregungen, die einerseits teilweise die Diskrepanz zwischen Angebot und Verfügbarkeit des Angebots für die einzelnen Patientinnen und Patienten dokumentiert, andererseits auch die Wertschätzung der Patientinnen und Patienten bezüglich des Angebots belegt.

Selbstverständlich ergibt sich kein „objektives" Bild, aber zusammen mit der selbstkritischen Einschätzung durch die Teams, der Urteile aus anderen Quellen und der Supervision fügt sich ein gewichtetes Gesamttableau als Grundlage der Weiterentwicklung des Behandlungsangebotes.

Settingübergreifende Versorgung in Arbeitsbereichen

Einige der wichtigen strukturellen Probleme der Versorgung schizophrener Patienten, selbst im Rahmen von Kliniken oder anderen Behandlungsinstitutionen ist die unabhängige und institutionsbezogene Organisationsform des Behandlungsablaufes. Oftmals sind Aufnahmestationen, eine möglicherweise vorhandene Schwerpunktstation, die Tagesklinik und die Ambulanz weitgehend unabhängig voneinander und der Patient ist gefordert, sich auf ständig wechselnde therapeutische Kontakte und möglicherweise dahinterstehende unterschiedliche Behandlungsphilosophien und Behandlungsschwerpunkte einzustellen. Die Kontinuität der Beziehung und personenspezifische Differenzierung des therapeutischen Angebotes sind so maximal erschwert [10].

Dieses strukturelle Versorgungsproblem und die Schwierigkeiten in der geschilderten Organisationsform, die auch für andere Patientengruppen gelten, waren der Hauptgrund für die Entwicklung eines auf störungsspezifischen Aspekten aufbauenden differenzierten Behandlungsangebotes. Durch die Restrukturierung des Versorgungsangebotes im Rahmen einer Zentrumsbildung wurden Arbeitsbereiche mit der Zielsetzung eingerichtet, in diesen ein hoch qualifiziertes, differenziertes Behandlungsangebot für die Hauptstörungsgruppen in der klinischen psychiatrischen Versorgung bereitzustellen. In dem Arbeitsbereich Psychosentherapie wurden organisatorisch und unter einer einheitlichen Leitung eine entsprechende Schwerpunktstation, eine Akut- und eine Rehabilitationstagesklinik und eine Ambulanz mit dem Auftrag zusammengeführt, an diesen Arbeitsbereich die Voraussetzung für ein höheres Behandlungsniveau mit einer besseren Behandlungskontinuität, auf der Grundlage eines integrierten Therapiekonzeptes in allen Settings zu organisieren.

Folgende Schritte der strukturellen Veränderung wurden dabei durch die Zentrumsleitung festgelegt und weitgehend in Angriff genommen:

Die Bildung einer einheitlichen Leitung des Arbeitsbereiches unter Einbeziehung der verschiedenen Berufsgruppen und Arbeitseinheiten.

Die Intensivierung fallbezogener Kooperation durch gemeinsame Therapiekonferenzen, die Arbeit an der Standardisierung der Diagnostik und des Informationsflusses.

Die Fortsetzung, insbesondere der Familien- und Angehörigenarbeit durch erfahrene Therapeuten über die verschiedenen Settings.

Die gemeinsame und kooperative Krisenintervention bei Patienten aus der Ambulanz und Tagesklinik, teilweise auch im Rahmen einer Weiterbehandlung durch die betreffenden Betreuer im Rahmen eines Mentorensystems.

Alle diese Schritte erfordern ein Umdenken der beteiligten Teams und Leitungskräfte, die bisher weitgehend abgegrenzt in ihren einzelnen Arbeitseinheiten planten und arbeiteten, und von denen jetzt eine mehr verlaufs- und patientenorientierte Denkweise erwartet wird. In möglicher Erweiterung auch auf die anderen im Sektor kooperierenden komplementären Einrichtungen und niedergelassenen Nervenärzte erwarten wir eine deutliche strukturelle Verbesserung für die Versorgung gerade chronifizierter Patientinnen und Patienten einerseits und die erweiterte Möglichkeit eines differenzierten Behandlungsangebotes, z.B. für ersterkrankte oder komorbide Patienten andererseits.

Evaluation von Outcome im Verlauf

Die Diskussion über die Definition von Erfolgsbarometern ist sowohl bezüglich der strukturellen als auch bezüglich der Outcomevariablen in vollem Gange [14]. Neben der beobachteten Psychopathologie, erfasst durch operationalisierte Diagnostik, sind aus unserer Sicht insbesondere für den weiteren Verlauf bedeutsam:

Das Wirkungs- und Nebenwirkungsprofil der Psychopharmakatherapie, die Behandlungszufriedenheit und
die Verbesserung der Lebensqualität o.a.m.

Im Rahmen einer prospektiven Verlaufsstudie werden mindestens ein Jahr nach Entlassung sowie während der Behandlung zu mehreren Messzeitpunkten die Effekte in diesen Bereichen sowie deren Einfluss auf den Gesamtverlauf dokumentiert.

Es liegt nahe, dass dies nicht als Routineverfahren in der normalen Versorgung realisierbar ist. Wir gehen aber davon aus, dass wir aufgrund der gewonnenen Informationen in der Lage sein werden, zumindest eine Mindestverlaufsdiagnostik zu den wichtigsten verlaufsbeeinflussenden Variablen implementieren zu können. Ein komplexes und differenziertes Behandlungsangebot erfordert eine ständige Evaluation der Effekte, um auf die vielfältigen Bedürfnisse der Patientengruppen besser reagieren zu können und die Qualität des Angebotes sowie besondere Problembereiche der Klientel rechtzeitig zu identifizieren.

Weiterentwicklung der Basisdokumentation und EDV Dokumentationshilfen

Der gesamte Prozess der Behandlungsplanung und der Verlaufsdokumentation wird in den nächsten Jahren über die vereinbarten Standards der Basisdokumentation hinaus immer komplexer werden. Unter ökonomischen, wie versorgungsorganisatorischen Aspekten wird es notwendig sein, monatlich über die wichtigsten Parameter der Versorgungsorganisation in einer Klinik orientiert zu sein. Die komplexen Auswertungen werden nur dann zeitnah erfolgen können, wenn entsprechende Hilfsmittel im Rahmen der Datenverarbeitung zur Verfügung stehen, die es bisher standardisiert nicht gibt.

Aus diesem Grunde arbeiten wir an einem EDV-gestützten Dokumentationssystem, das sowohl die Generierung der Basisdokumentationsvariablen als auch eine vernünftige Verlaufsdokumentation erheblich erleichtert und den schnellen Informationsfluss zwischen den beteiligten Behandlungseinheiten optimiert.

Dieses System erfordert intensive inhaltliche Vorarbeiten inklusive der Diskussion über Erfolgsvariablen, zu verwendende Instrumente, zu fordernde Behandlungsstandards u. a. Schon diese Diskussionen können im Rahmen von Qualitätszirkeln oder ärztlichen Behandlungsteams sehr dazu beitragen, dass bisher wenig reflektierte Teile therapeutischer Routine hinterfragt und womöglich reorganisiert werden.

Die daraus resultierende Verbesserung der Prozessqualität, des therapeutischen Angebotes und ein Mehr an Chancen für die Patientinnen und Patienten die Krisen erfolgreich zu überstehen, rechtfertigen die großen Anstrengungen, die in der Implementierung von solch komplexen Maßnahmen der Reorganisation und Qualitätssicherung stecken.

Die hier geschilderten Maßnahmen bedeuten einen enormen Arbeitsaufwand und viel Engagement der Beteiligten und repräsentieren sehr eingreifende Umstrukturierungen der gesamten Klinik- und Leitungsstruktur.

Es ist aus unserer Sicht Aufgabe der Universitätspsychiatrie ergänzend zu den Erfahrungen aus anderen Bereichen des Versorgungssystems derartige Modelle zu entwickeln und im Rahmen der Therapieforschung zu evaluieren. Sowohl das, was im Rahmen der Qualität als der höchste therapeutische Standard definiert wird, wie die Wege dorthin können nur Ergebnis systematischer und langfristig angelegter Therapieforschung sein, wie sie zwar von Kostenträgern und anderen Beteiligten ständig gefordert, aber faktisch in der Bundesrepublik nicht gefördert wird.

Literatur

1. American Psychiatric Association (1997) Practice guidelines for the treatment of patients with schizophrenia. Am J Psychiatry (suppl) 154:1–63
2. Attkison C, Zwick R (1982) The Client Satisfaction Questionaire. Evaluation and Program Planning 5:233–237
3. Berger M, Vauth R (1997) Grundelemente der Qualitätssicherung in der Psychiatrie. In: Berger M, Gaebel W (Hrsg) Qualitätssicherung in der Psychiatrie. Springer, Berlin Heidelberg, S 1–9
4. Donabedian A (1966) Evaluating the quality of medical care. Milbank memorial fund quarterly 44:166–203
5. Donabedian A (1980) The Definition of Quality and Approachs to Ist Assessment. Ann Arbor, Health Administration
6. Gaebel W (1996) Leitfaden zur Qualitätsbeurteilung in psychiatrischen Kliniken. Stellungnahme für die DGPPN aus Sicht des Referats „Qualitätssicherung". Nervenarzt 67:968–974
7. Gaebel W, Schwarz M (1998) Qualitätssicherung in der Psychiatrie. In: Hell D, Bengel J, Kirsten-Krüger M (Hrsg) Qualitätssicherung in der psychiatrischen Versorgung. Karger, Basel, S 53–71
8. Härter M, Stieglitz RD (1999) Qualitätsmanagement in der Psychiatrie und Psychotherapie. In: Härter M, Groß-Hardt M, Berger M (Hrsg) Leitfaden Qualitätszirkel in der Psychiatrie und Psychotherapie. Hogrefe, Göttingen, S 1002–1014
9. Härter M, Stieglitz RD, Berger M (1999) Qualitätsmanagement in der psychiatrisch-psychotherapeutischen Versorgung. In Berger M (Hrsg) Psychiatrie und Psychotherapie. Urban und Schwarzenberg, München, S 1001–1014
10. Krausz M, Naber D (2000) Grundlagen und Perspektiven integrativer Behandlungskonzepte in der Therapie schizophrener Psychosen. In: Krausz M, Naber D (Hrsg) Integrative Schizophrenietherapie. Behandlungsphilosophie und Interventionen. Karger, Basel, S 1–36
11. Linden M (1994) Therapeutic standards in psychopharmacology and medical decisionmaking. Pharmacopsychiatry (suppl) 27:41–45
12. Maß E (1997) „Rat und Hilfe für Angehörige psychisch Kranker". Die Qualität der Versorgung psychisch Kranker aus der Sicht der Angehörigen. In: Berger M, Gaebel W (Hrsg) Qualitätssicherung in der Psychiatrie. Berlin, Springer, S 103–109
13. Naber D, Lambert M, Krausz M (1999) Atypische Neuroleptika in der Behandlung schizophrener Patienten. Bremen, Uni-Med
14. Vauth R, Stieglitz RD (2000) Qualitätssicherung in der Schizophrenietherapie. In: Krausz M, Naber D (Hrsg) Integrative Schizophrenietherapie. Karger, Basel Freiburg, S 174–198

Zusammenfassung der Diskussion

Es wurde die Notwendigkeit einer einheitlichen Basisdokumentation (BADO) diskutiert, die für verschiedenartige Kliniken anwendbar ist. Neben therapierelevanten Daten können aus einer genauen Basisdokumentation auch wertvolle wissenschaftliche Erkenntnisse gewonnen werden. Der betriebene bürokratische Aufwand muss allerdings in einem Verhältnis zu dem wissenschaftlichen Erkenntnisgewinn stehen. Die Erfassung aller, also auch weniger relevanter Daten für alle Patienten entspricht nicht vollständig den Richtlinien der modernen Versuchsplanung, bei der nicht beliebig viele Patienten untersucht werden, sondern anhand von statistischen a-priori-Schätzungen der optimale Stichprobenumfang errechnet wird.

Ökonomie und Arzneimittelsicherheit

G. Laux

■ Zusammenfassung

Bedingt durch wachsenden gesundheitspolitischen Finanzierungsdruck gewinnen pharmakoökonomische Studien gerade im Bereich der kostenintensiven psychiatrischen Versorgung zunehmend an Bedeutung. Grundlagen zur Methodik von Kosten-Nutzen- und Kosten-Effektivitäts-Analysen werden ebenso wie die Kostenkomponenten (direkte versus indirekte Krankheitskosten) dargestellt. Anhand der erheblich differierenden Tagestherapiekosten von konventionellen und atypischen Neuroleptika wird aufgezeigt, dass unter Berücksichtigung aller relevanter Kostenfaktoren unter Umständen sogar niedrigere Gesamtbehandlungskosten unter teuren atypischen Neuroleptika anfallen können, da diese nach angloamerikanischen Studien mit geringeren Rehospitalisierungsraten und – neben einer ökonomisch schwer erfassbaren höheren Lebensqualität – niedrigeren Abbruchraten (Non-Compliance) einhergehen. Eigene Daten an n=5036 mit Neuroleptika behandelten Patienten unter Clozapin im Vergleich zu konventioneller Neuroleptika-Therapie werden vorgestellt. Extrapyramidal-motorische Nebenwirkungen traten erwartungsgemäß unter Atypika signifikant seltener auf. Unter Olanzapin kam es häufiger zu einer deutlichen Gewichtszunahme. Hinsichtlich Toxizität und Suizidrisiko weisen trizyklische Neuroleptika im Vergleich zu Atypika eine ungünstigere Bilanz auf. Die höheren Medikationskosten neuerer Neuroleptika bedingen bei Betrachtung des Gesamtsystems keine höheren Krankheitskosten, vielmehr implizieren diese Pharmaka eine deutlich höhere Lebensqualität für die Betroffenen und eröffnen größere Rehabilitationschancen.

■ Einleitung

An dem neu geschaffenen Studiengang „Gesundheitsökonomie" wird deutlich, dass Fragen der Wirtschaftlichkeit derzeit insbesondere in der deutschen Medizin einen sehr hohen Stellenwert einnehmen. Kosten-Nutzen-Studien sowie Kosten-Effektivitäts-Studien sind in den USA schon lange gang und gäbe und werden in Kanada sogar für die Arzneimittelzulassung verlangt. Ziel pharmakoökonomischer Studien ist es, Daten für die Entscheidung beizutragen, wie die begrenzten Ressourcen im Gesundheits-

Tabelle 1. Fünf Formen von Studien in der Pharmakoökonomie

Kosten-Nutzen-Analyse (cost benefit analysis)	Stellt Kosten der Behandlung den finanziellen Einsparungen infolge der Behandlung gegenüber (jeweils in DM-Preisen)
Kosten-Effektivitäts-Analyse (cost effectiveness analysis)	Stellt Kosten der Behandlung in DM dem klinischen Nutzen (Überleben, Blutdrucksenkung) gegenüber, der nicht in Geldeinheiten gemessen werden kann
Kosten-Nutzwert-Analyse (cost utility analysis)	Stellt Kosten der Behandlung in DM dem Nutzen gegenüber, der sich aus mehreren Faktoren zusammensetzt, darunter aus den nach Qualität bewerteten Lebensjahren (QALY)
Kosten-Minimierungs-Analyse (cost minimisation analysis)	Vergleicht Alternativen mit gleicher Wirksamkeit, um die mit den niedrigsten Kosten zu finden
Krankheitskosten-Analyse (cost of illness analysis)	Analysiert allein die Kosten einer Krankheit

wesen möglichst nutzbringend verwendet werden können. Dies impliziert die Gefahr, dass die Studien gesellschaftspolitische Vorstellungen oder die Perspektive der Kostenträger beinhalten bzw. implizieren.

In den letzten Jahren wurden soziopharmakoökonomische Evaluationen durchgeführt, anhand derer geklärt werden sollte, inwieweit neuere, atypische Neuroleptika vor allem aufgrund ihrer Verträglichkeits- und Compliancevorteile trotz deutlich höherer Medikationskosten im Vergleich zu konventionellen Neuroleptika gleiche oder sogar geringere Gesamtbehandlungskosten verursachen. Zur Methodik derartiger gesundheits- bzw. pharmakoökonomischer Analysen seien zum besseren Verständnis kurz folgende Einführungen gegeben.

In Tabelle 1 sind die 5 Hauptformen von Studien zur Pharmakoökonomie zusammengefasst. Unter den Kosten sind direkte und indirekte Kosten zu unterscheiden.

In Tabelle 2 sind die Kostenkomponenten mit Beispielen aus Psychiatrie und Neurologie dargestellt. Als direkten Nutzen einer medizinischen Behandlung werden Symptombesserung, Senkung der Mortalitätsrate oder Reduktion der Rezidivrate bezeichnet. Der indirekte Nutzen einer Therapie wird danach bemessen, inwieweit sie zur Einsparung direkter und indirekter Kosten beiträgt (z. B. Verkürzung der stationären Behandlungszeit oder der Krankschreibung/Zeit der Arbeitsunfähigkeit im Vergleich zur Nicht-Behandlung). Die Entscheidung zwischen mehreren therapeutischen Alternativen erfolgt anhand einer Kosten-Nutzen-Analyse häufig in Form der Cost-Benefit-Analysis, d. h. Gegenüberstellung direkte/indirekte Behandlungskosten – finanzielle Einsparungen infolge der Behandlung (direkter/indirekter Nutzen). Zu den methodischen Problemen gehört hierbei unter anderem die Frage der Quantifizierbarkeit des erreichten Nutzens. Da empirische Daten zumeist nicht ausreichen, um das Verhältnis Kosten-Effektivität zu ermitteln, wird extrapoliert bzw. eine Modellrechnung, also ein quasiexperimentelles – in der Regel retrospektives – Vorgehen eingesetzt. Zumeist können aufgrund fehlender oder unvollständiger Daten nicht alle

Tabelle 2. Kostenkomponenten einer Krankheitskostenstudie

Kostenkategorie	Kostengruppen	Beispiele einzelner Kostenstellen
Direkte Kosten	1. Ambulante Behandlung	Leistungen des Arztes Medikamente Diagnose/Untersuchungen Laborkosten Medizinische Leistungen (z. B. CCT) Transport zu Arztpraxen
	2. (Teil-)Stationäre Behandlung	Akutbett-Tage Tagesklinik Transport zu Krankenhäusern
	3. Rehabilitation	Physiotherapien Psychotherapien
	4. Eigen-Behandlung	Selbstmedikation
Indirekte Kosten	1. Morbidität	Produktionsausfall durch Arbeitsunfähigkeit Freizeitausfall Betreuungskosten Angehörige Zeitkosten der ambulanten Behandlung
	2. Invalidität	Produktionsausfall durch Arbeitsausfall (nach Invaliditätsgrad) Freizeitausfall Betreuungskosten Angehörige
	3. Mortalität	Arbeitsausfall
Psychosoziale Kosten		Einschränken der Lebensqualität der Patienten und der Angehörigen durch Angst, sozialen Rückzug u. ä.

Kostenkategorien in die Analyse einbezogen werden, so bleiben beispielsweise psychosoziale Kosten oder Hausarbeitsausfälle sowie Kosten die durch vorzeitigen Tod oder durch Komplikationen im Verlauf der Erkrankung entstehen meist unberücksichtigt. Ein Versuch, den ökonomisch kaum quantifizierbaren Faktor „Lebensqualität" zu berücksichtigen, ist die Erfassung so genannter qualitätskorrigierter Lebensjahre (QALYS). Übersichten zur Methodik und Problematik pharmakoökonomischer Evaluationen finden sich bei Gold et al. [4] und Revicki [8].

Atypische versus konventionelle Neuroleptika

In Abbildung 1 sind die Tagestherapiekosten der in Deutschland zugelassenen neuen atypischen Neuroleptika/Antipsychotika (Übersicht: [6]) im Vergleich zu konventionellen Neuroleptika (Generika) wiedergegeben.

Angloamerikanische Pharmakoökonomie-Studien der letzten Jahre scheinen belegen zu können, dass vor allem unter Berücksichtigung direkter

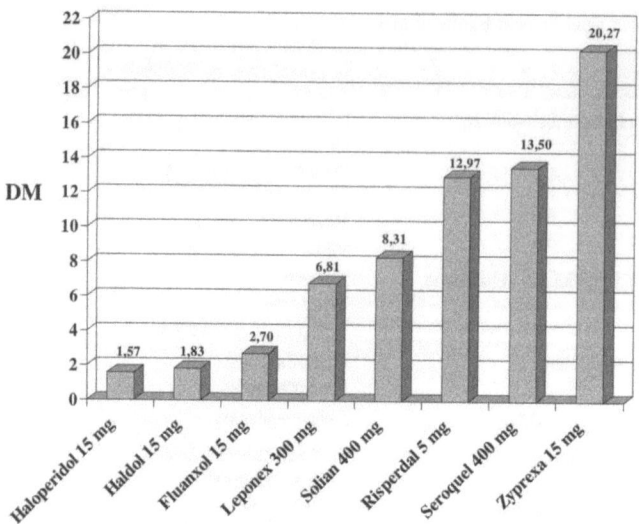

Abb. 1. Tagestherapiekosten von Neuroleptika/Antipsychotika (nach Rote Liste 2000)

Krankheitskosten neuere Antipsychotika de facto nicht teurer sein müssen (Übersicht: [3]).

In retrospektiven Studien zeigte sich, dass die Gesamtkosten im ersten Behandlungsjahr unter Risperidon 3–25% niedriger lagen. Auch in einer australischen entscheidungsanalytischen Modellrechnung war Risperidon bei Patienten mit chronischer Schizophrenie kostengünstiger als Haloperidol (Übersicht: [1]). Auch für Olanzapin wurden niedrigere Gesamtbehandlungskosten als unter Haloperidol errechnet [3]. Bei therapieresistenten Schizophrenien erwies sich Clozapin kosteneffektiver als konventionelle Neuroleptika (Übersicht: [7]). In einem Markov-Modell, welches Hauptnebenwirkungen, Compliance und Rezidivrate berücksichtigte, erwies sich Sertindol kosteneffektiver als Olanzapin und Haloperidol [5].

Ebenso war die Behandlung chronisch Schizophrener mit Risperidon kosteneffektiver als die Verordnung von Haloperidol, Haloperidol Decanoat oder Fluphenazin Decanoat [1]. Als Hauptkostensparfaktor kristallisierte sich die stationäre Behandlung heraus, die Reduzierung der stationären Verweildauer erbrachte die größte Kostenersparnis. Hieraus ließe sich ein Zusammenhang zwischen der Verordnung von teureren neueren Atypika und dem Abbau von Klinikbetten herleiten. Aus Deutschland liegen zu diesen wichtigen pharmakoökonomischen Fragen bislang keine empirischen Daten vor. Es bleibt abzuwarten, ob die ambulante Abbruchrate (Non-Compliance) bei atypischen Neuroleptika tatsächlich hoch signifikant niedriger ist und deshalb geringere Rehospitalisierungsraten zu verzeichnen sind.

Zu den relevanten Kostenfaktoren im ambulanten Sektor gehören die erforderlichen Kontroll- bzw. Routineuntersuchungen. Wie aus den Empfehlungen der Arbeitsgruppe Psychopharmakotherapie der DGPPN hervorgeht,

Tabelle 3. Empfehlungen für Routineuntersuchungen unter Neuroleptika (X = Anzahl der Kontrollen) (nach 2)

	Vorher	Monate						Jährlich		
		1	2	3	4	5	6	1/12*	1/4	1/2
Blutbild (trizyklische Neuroleptika außer Thioridazin)	x	xx	xx	xx	x	x	x		x	
Blutbild (Clozapin)	x	xxxx	xxxx	xxxx	xxxx	xx	x	x		
Blutbild (andere Neuroleptika)	x	x						x	x	
RR/Puls	x	x	x	x				x	x	
Harnstoff/Kreatinin	x		x					x		x
GOT, GPT, γ-GT (trizyklische Neuroleptika)	x	x	x	x				x	x	
GOT, GPT, γ-GT (andere Neuroleptika)	x	x							x	
EKG (trizyklische Neuroleptika)	x	x						x	x	
EKG (andere Neuroleptika)	x	x								
EEG	x	x								

* 1/12 = monatlich

sind unter Amisulprid, Olanzapin und Risperidon Labor- und EKG-Kontrollen seltener notwendig als unter trizyklischen Neuroleptika (Tabelle 3).

Arzneimittelsicherheit

Hinsichtlich Toxizität und Suizidrisiko weisen trizyklische Neuroleptika im Vergleich zu Atypika eine ungünstigere Bilanz auf. Tabelle 4 stellt die Vorteile atypischer versus konventioneller Neuroleptika im Sinne einer Nebenwirkungsvergleichsbilanz gegenüber.

Atypika weisen insbesondere Vorteile hinsichtlich neuropsychiatrischer Nebenwirkungen auf. Konventionelle Neuroleptika besitzen Vorteile hin-

Tabelle 4. Atypische versus konventionelle Neuroleptika: Vergleichsbilanz der Nebenwirkungen

Vorteile atypischer Neuroleptika	Vorteile konventioneller Neuroleptika
Weniger EPMS	Geringere kardiovaskuläre/hämatologische Komplikationen (EKG, Agranulozytoserisiko)
Zumeist geringerer Prolaktinanstieg	Geringere Gewichtszunahme
Fehlende Beeinträchtigung kognitiver Funktionen	
Geringere iktogene Potenz (?)	

sichtlich internistischer Faktoren wie Gewichtszunahme und Herzkreislauf-Funktionen.

Eigene Daten

Im Bezirkskrankenhaus Gabersee wurden 1998/1999 5 036 Patienten mit Neuroleptika behandelt. Anhand der routinemäßig erstellten Basisdokumentation lässt sich das Behandlungsergebnis anhand der Clinical Global Impression (CGI) wie folgt darstellen (Abb. 2a und b).

Unter atypischen Neuroleptika lassen sich etwas höhere Besserungsraten als unter konventioneller Neuroleptikatherapie eruieren; die positivste Zustandsänderung ist unter Clozapin zu verzeichnen. Die Analyse des BADO-Items „Response" ergibt folgendes Bild (Abb. 3).

Hier zeichnet sich kein Unterschied zwischen konventionellen und atypischen Neuroleptika ab, während Clozapin erneut mit dem größten Behandlungserfolg assoziiert ist.

In Abbildung 4 sind die aufgetretenen unerwünschten Arzneimittelwirkungen zusammengefasst.

Erwartungsgemäß treten extrapyramidal-motorische Nebenwirkungen unter konventionellen Neuroleptika signifikant häufiger auf, bei den Atypika kommt es insbesondere bedingt durch Olanzapin häufiger zu einer deutlichen Gewichtszunahme. Hauptnebenwirkungen unter Clozapin sind unerwünschte Sedierung, Hypersalivation, Delirien und Verwirrtheitszustände, vereinzelt traten zerebrale Krampfanfälle auf. Die therapeutischen Konsequenzen bei Auftreten schwerer Nebenwirkungen sind in Abbildung 5 zusammengefasst.

Vor allem bei atypischen Neuroleptika und Clozapin erfolgt keine Änderung der Medikation. Konventionelle Neuroleptika werden mit fast 13% am häufigsten abgesetzt. In knapp 12% der Fälle erfolgt eine Dosisänderung.

Ausblick

Der politisch vorgegebene Sparzwang im Gesundheitswesen wird zu einer weiteren Verlagerung von Aufwendungen für die stationäre Versorgung psychisch Kranker in den teilstationären, komplementären und ambulanten Sektor führen. Durch Positiv- und schließlich auch Negativ-Listen wird es zu einer kritischen Durchleuchtung des Psychopharmaka-Marktes kommen, für die Daten der Evidenz-basierten Medizin (einschließlich Pharmakoökonomie) die Grundlage sein sollten. Unterstützt durch Betroffenen- und Angehörigenverbände muss politisch Verantwortlichen und Kostenträgern von Seiten der Nervenärzte und Psychiater stringent vermittelt werden, dass Einsparpotentiale nicht bevorzugt bei (chronisch) psychisch Kranken zu finden sind. Die höheren Medikationskosten neuerer Neuroleptika bedingen bei Betrachtung des Gesamtsystems und Berücksichtigung

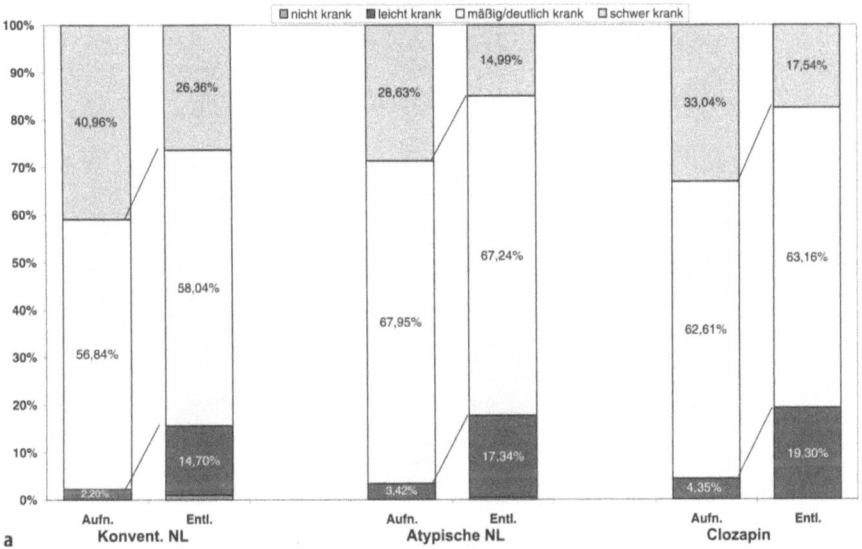
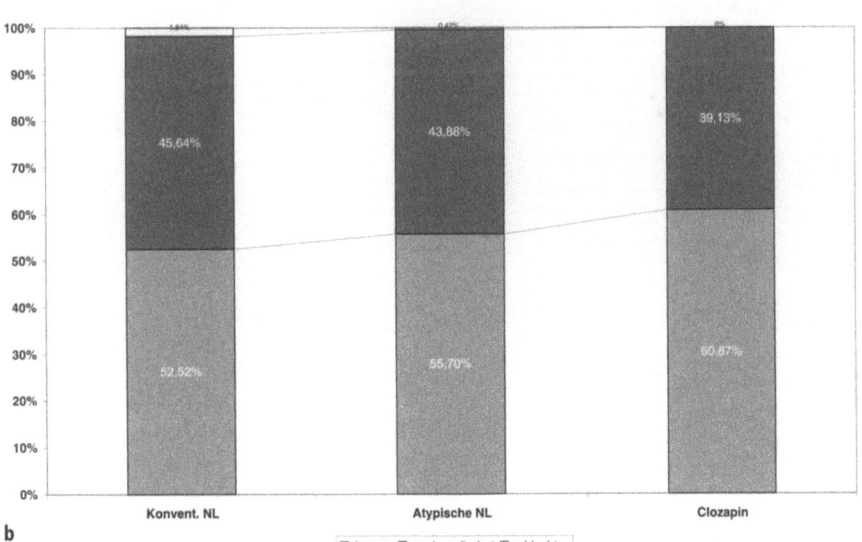

Abb. 2a, b. Behandlungsergebnisse mit Neuroleptika

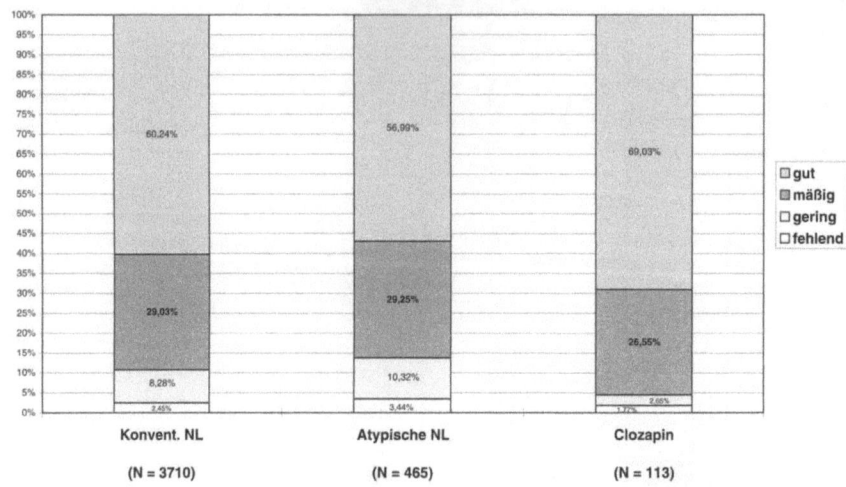

Abb. 3. Ansprechraten von Neuroleptika

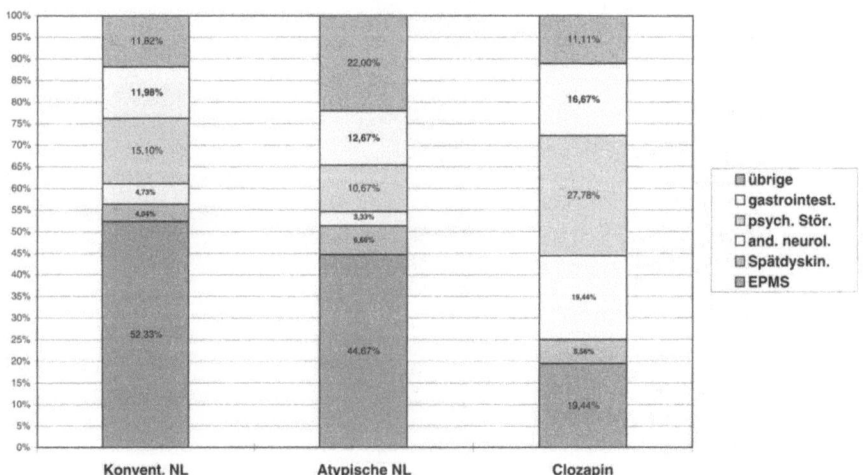

Abb. 4. Nebenwirkungen von Neuroleptika

indirekter Krankheitskosten keine höheren Krankheitskosten, vielmehr implizieren diese Pharmaka eine deutlich höhere Lebensqualität für die Betroffenen und eröffnen größere Rehabilitationschancen.

Es stimmt nachdenklich, dass in einer „Befragung zur Neuroleptika-Therapie heute" von Seiten des Bayer ZNS-Dialogs von 2620 Ärzten mehr

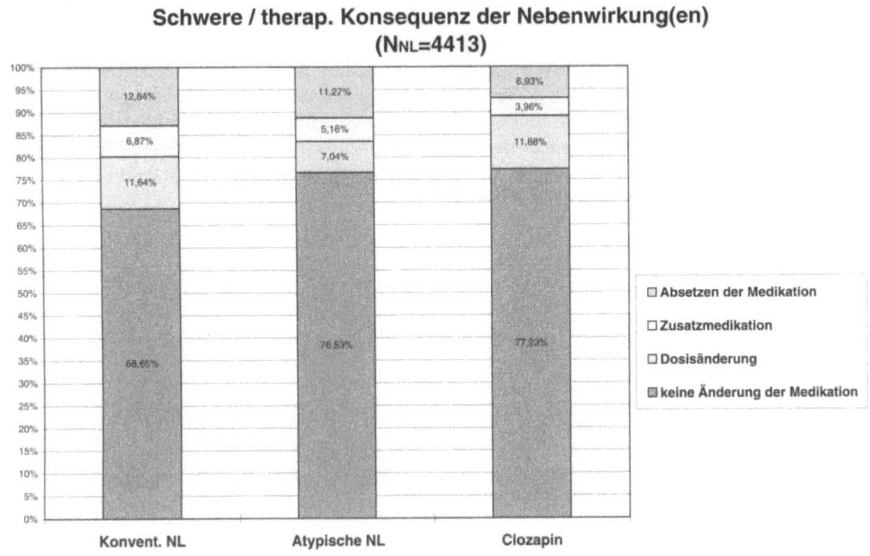

Schwere / therap. Konsequenz der Nebenwirkung(en)
($N_{NL}=4413$)

Abb. 5. Therapeutische Konsequenzen bei Auftreten schwerer Nebenwirkungen

als jeder Dritte (36,5%) sich bereit erklärte, Patienten, die auf atypische Neuroleptika eingestellt sind, aufgrund des Preisvorteils auf ein Depot-Neuroleptikum umzustellen.

Literatur

1. Foster RH, Goa KL (1998) Risperidone. A pharmacoeconomic review of its use in schizophrenia. Pharmacoeconomics 14:97–113
2. Benkert O, Hippius H (1996) Psychiatrische Pharmakotherapie. Springer, Berlin
3. Glazer WM, Johnstone BM (1997) Pharmacoeconomic evaluation of antipsychotic therapy for schizophrenia. J Clin Psychiatry 58 (suppl 10):50–54
4. Gold ME et al. (1996) Cost-effectiveness in health and medicine. Oxford University Press, New York
5. Launois R, Knapp M, Graf van der Schulenburg M (1999) Cost effectiveness of atypical and typical antipsychotics: a compliance Makrov model. Schizophrenia Research 36:345
6. Möller HJ, Müller N (Hrsg) (1999) Atypische Neuroleptika. Der Stellenwert in der Therapie schizophrener Psychosen. Steinkopff, Darmstadt
7. Morris S, Hogan T, McGuire A (1998) The cost-effectiveness of clozapine. A survey of the literature. Clin Drug Invest 15:137–152
8. Revicki DA (1997) Methods of pharmacoeconomic evaluation of psychopharmacologic therapies for patients with schizophrenia. J Psychiatry Neurosci 22:256–266

Zusammenfassung der Diskussion

Es wurde diskutiert, ob die atypischen Neuroleptika zu Kosteneinsparungen führen können. Zum einen können ja atypische Neuroleptika die Compliance der Patienten wegen geringerer unerwünschter Nebenwirkungen verbessern. Dies könnte letztendlich zu einer geringeren Rehospitalisierungshäufigkeit führen. Andererseits liegen die atypischen Neuroleptika nicht als Depotform vor, die wiederum zur Verbesserung der Compliance und zur Verhinderung von Rückfällen als essentiell angesehen wird. Die Non-Compliance bei schizophrenen Patienten beruht zum einen auf den Nebenwirkungen der Antipsychotika, zum anderen auch nicht selten auf einer Krankheitsverleugnung oder Ambivalenz gegenüber der Einnahme. Während die Non-Compliance wegen Nebenwirkungen durch atypische Neuroleptika verringert werden kann, ist die durch Ambivalenz bedingte Non-Compliance am besten mit Depotneuroleptika in den Griff zu bekommen.

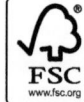

If you have any concerns about our products,
you can contact us on
ProductSafety@springernature.com

In case Publisher is established outside the EU,
the EU authorized representative is:
**Springer Nature Customer Service Center GmbH
Europaplatz 3, 69115 Heidelberg, Germany**

Printed by Libri Plureos GmbH
in Hamburg, Germany